RETREAT REST TECHNIQUES

しつこい疲れが
みるみるとれる！

リトリート休養術

ネイチャーセラピスト
豊島大輝

すばる舎

ゆっくり歩けば歩くほど、
はやくすすみます。

ミヒャエル・エンデ『モモ』より

はじめに

忙しいからこそ「最高の休み方」を追求しよう

休みたくても休めない私たち

「休日なのに、仕事のことが頭から離れない」
「退勤後もメールやチャットの返信に追われている」
「夜、眠れなくて、何時間もずっとスマホを眺めている」

いつも「漠然とした何かに追われて忙しい」「休んでもなかなか疲れがとれない」。そんな状態で、同じところをグルグルと回っている毎日が続いていませんか。

なら一度、立ち止まってみてはいかがでしょう？
休んでみて自分の現在地を確認してみるのです。

「忙しくて、立ち止まっている時間なんてあるわけないじゃないか！」

そんなお叱りの声が聞こえてきそうです。そもそも、それができるくらいなら、誰も忙しさや疲れでこんなに悩んだりはしないでしょう。

では、「週末のどちらか1日」、

それが無理なら、「平日帰宅後の数時間」、

それもままならないなら、「今すぐその場で1分」でも、

ヘトヘトになってしまう前に、無理なく立ち止まれる身近な方法を試してみてはいかがでしょう。この本は、そんな忙しいあなたのために書きました。

リトリートの「休養」効果とは？

はじめまして。ネイチャーセラピストの豊島大輝《とよしまたいき》と申します。

私は長年、皆さんが自然の中で心も体も元気を取り戻すための休養術、「リトリート」のお手伝いをしています。

人呼んで、リトリートの達人。普段は千葉県の温泉旅館やグランピング施設で、休日を過ごす方々を自然の中にお連れしたり、静かな森の中でヨガや瞑想などのリラクゼーション方法をお教えしたりしています。他にも、依頼があれば全国でリトリートの開発や、各種学校でリトリートについての授業なども行なっています。

「『リトリート』って、どんなことするんですか？」
「何も知らずに来てしまいましたけど、大丈夫でしょうか？」
週末にお迎えするお客様の中には、こんなふうに尋ねる方もおられます。

でも、難しく考える必要はありません。リトリートは、日本語では転地療法、転地療養などと訳されている言葉です。要は**日常を離れて自然の中でのびのび過ごす**。それだけでいいんです。

「たった、それだけ？」と思う方もいらっしゃるかもしれませんが、実は「それだけ」だからこそ、リトリートには絶大な休養効果があるのです。

実際、宿に到着したときには硬い表情のお客様も、数時間で様子が変わります。自然の中を散歩したり、ただぼーっと焚き火を眺めて座っているだけなのですが、姿勢や歩き方、物腰まで、ずいぶん柔らかくなってくるのです。

リトリート。それは社会的な役割を持ち、仕事や家事を頑張る社会の一部である私たち「人」が、自然の一部、生態系の一部としての「ヒト」に還る旅。

私はこのリトリートを**「人がヒトに戻る旅」**と定義しています。

要は、普段身につけている社会的な「鎧」を脱ぎ捨てて、自然の中にまっさらな自分を見つけに行くこと、それがリトリートなのです。

リトリートこそ忙しい現代人にとって「最高の休み方」である

そして、このリトリートこそ忙しい現代人にとって「最高の休み方」であると私は確信しています。

なぜなら、今や私たちの身も心もつかんで離してくれない「日常」からうまく抜け出すことこそ、リトリートが一番得意としていることだからです。

インターネットの登場や、ＳＮＳなどのコミュニケーションツールの普及によって、私たちの日常は大変便利になりました。

いつでもどこでもスマホさえあれば社会と常時接続され、クリックひとつで物が買えたりします。スタンプひとつで友人知人にメッセージを送り、メール一本で会社からの指示が入ります。

そんな便利な毎日を送った結果、**今度は「日常」のほうが私たちを逃がしてくれなくなってきました。**

外出先でも容赦なく連絡が入り、息抜きであるはずの「自分の時間」が、どんどん侵食されてきています。バスや電車の待ち時間に少しでも時間があればスマホを眺め、社会と接続しては、知らなくてもよかった情報に憤慨し、ストレスを溜めていくのです。

知らず知らずのうちに、社会の一部として飲み込まれてしまっていく自分に気づき、定期的に自然に還る習慣を取り入れてみてはいかがでしょう？　そのための具体的な方法を、これからお伝えしていきます。

本書の構成

本書では、リトリートのコツや、自然に還るための方法を簡単に、そして具体的に紹介しています。

第3章では、**1日もしくは1泊など、週末を使った「リトリート」**の方法を、第4章では、**平日たった1分からできる「プチ・リトリート」**の方法を、それぞれ多くの事例を用いてお伝えしています。

すでに似たような休み方ができている人もいると思いますが、意識的に本書の「リトリート休養術」を取り入れることで、休み方により多くのバリエーションが生まれるはずです。

自分に合った方法を見つけたり、
自分なりにアレンジしてみたり、
自然界と同じくリトリートの方法は「自由」です。

さまざまな社会の制約に縛られ、窮屈な思いを感じている方こそ、自由に自然の中に飛び込み、それぞれの発想で自由に本書を活用していってください。

いつしか、あなた自身が「リトリートの達人」になったなら、そんなにうれしいことはありません。

2024年11月　豊島大輝

contents

第2章 旅嫌いでもOK!リトリートがいいのは、こんなところ

第3章 自然と「つながる」ことで「ととのう」リトリート

第4章 1分から始める！ 暮らしの中のプチ・リトリート

第1章

「リトリート休養術」で本当の自分を取り戻す

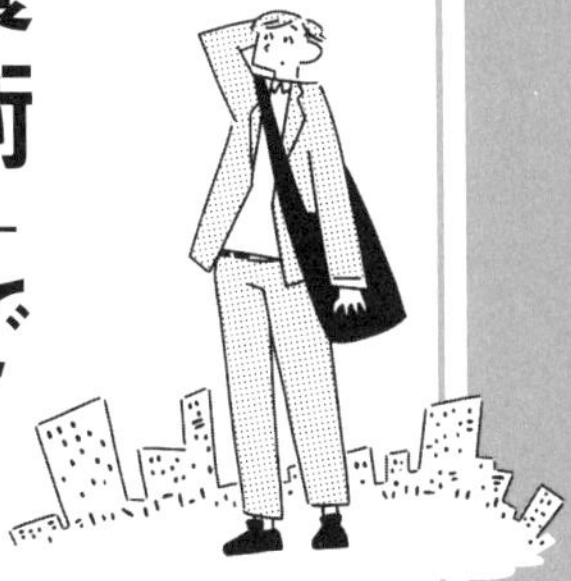

1

古くて新しい休み方「リトリート」とは？

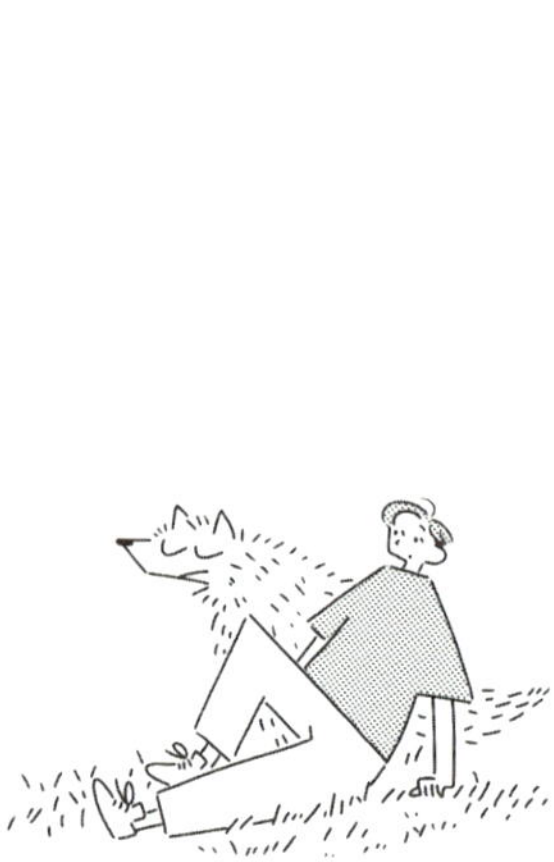

大自然の温泉から都会の隠れ家サロンまで

リトリートの語源は「リトリートメント(retreatment)」とも言われています。日本語では転地療法や転地療養などと訳されており、人を自然の中で「リ＝再び」「トリートメント＝修復」する。すなわち、自己再生の旅と言っていいでしょう。

また、「リトリート(retreat)」には、撤退、避難、静養所などの意味もあります。戦術の用語として「退却」のような意味で使われたり、「隠れ家」や、宗教上の「修養会」などを指す場合もあり、その使用は多岐にわたっています。

そんな「リトリート」ですが、近年では、アメリカをはじめ欧米で、「日常生活を離れて自然の中で心身をリセットする旅」という意味でよく使われます。**ハードに働くビジネスパーソンが仕事を離れて1週間程度リトリートに行く**、などが典型的でしょう。大自然の中のキャンプのようなワイルドなものから、温泉施設やリゾートホテルへの滞在、都会の隠れ家サロンまで、日々、発展と進化を続けている休養方法なのです。

こんなふうにお伝えすると、リトリートは遠い海外の流行のように思われるかもしれませんが、そんなことはありません。**日本では、もともと湯治などの転地療養や養生の文化として古くからリトリートが存在していました。**風土記のような古来の文書にも、その記録が残っているほどです。そういう意味では、私たち日本人にとってリトリートは、古くて新しい習慣と言えるのです。

もちろん、今でも温泉地へのリトリートは定番コースですが、「とにかく休む、ゆっくりと温泉に浸かる」だけでは、頭脳労働の多い現代の私たちの疲れには対応できなくなってきています。本書ではそれも含めて、より現代の私たちに合った休養術についてお伝えしていこうと思っています。

ホテルプランや旅行ツアーにも登場

最近は、ホテルの宿泊プランや、旅行のツアーでも「リトリート」という言葉を目にする機会が増えてきました。ネットの旅行サイトなどで見かけたことのある人もいるでしょう。身近なところでは、群馬県などが県の観光施策プロモーションの一環としてリトリートを取り上げるようになっています。

全国的に見ても、リトリートホテルや、ウェルネスリゾートといったリトリートそのものを目的としたホテルや、高額で3泊以上のリトリートプランなども用意され、さまざまなリトリート施設やリトリートツアーが生まれています。

これらは申し込みさえすれば、温泉や自然食、ヨガやマインドフルネス、ファスティングのプログラムなど、希望のものを気軽に体験できます。

もちろん、そういったツアーに参加してみるのもよいのですが、本書では、新たな旅の楽しみとして、**もっと誰もが自由に気軽に実践できるリトリートの方法**をご紹介します。また、旅先だけでなく、日常の生活の中で、誰でも簡単にリトリートできる方法をたくさんお伝えしていきます。

ビジネスのワークスタイルとして

リトリートは個人旅の選択肢としてだけではなく、最近ではリトリート研修など、企業研修の一貫としても行なわれるようになってきました。日常のオフィスや会議室を飛び出し、自然の中でリフレッシュすることで新しい発想を促し、チームや組織の再生を促すためのものです。

私が運営に関わる千葉県の「亀山温泉リトリート」にも、多くの企業の方々が研修にいらしています。森の中での森林浴や薪割り体験、レクリエーションを交えながらのヨガ体験などを座学研修などの間に取り入れ、社員の方々がリフレッシュして帰る。お別れのときに、少し肩の力が抜けた皆さんの後ろ姿を見るのが、私にとっては無上の喜びです。

その他、ワーケーションとして、自然の中の温泉地などに1週間ほど滞在して、仕事をするビジネスパーソンも増えています。

日常を離れてリラックスした時間を作ることでメリハリができ、仕事の生産性が一気に高まる。そういう意味では、これも一種のリトリートと言えるでしょう。文豪が温泉地に滞在して名作を書き上げる、などがその元祖かもしれません。

このように、本書では、心身の休養から仕事にまで役立つ、自然をベースにしたリトリートの手法をあますことなくお伝えしていきます。

2

忙しい人ほど「リトリート」が必要な理由

働く人の8割が仕事でストレスを抱えている

厚生労働省の令和5年労働安全調査によると、現在の仕事や職業生活に関することで、強い不安、悩み、ストレスとなっている事柄があると答えた労働者の割合は82・7％に上り、ストレス社会の実態が伺えます。

また、その具体的な内容である主な3つは、
「仕事の失敗、責任の発生等」が39・7％
と最も多く、次いで、
「仕事の量」が39・4％
「対人関係」が29・6％となっています。

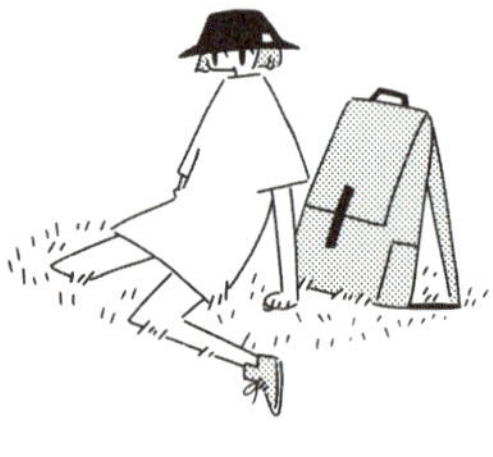

できるビジネスパーソンであればあるほど、責任も仕事の量も、人間関係の摩擦も増えてくるのでしょう。まさにストレスを上手に解消していくことが、仕事のパフォーマンスを上げるために必須のスキルとも言えます。

また「疲れ」の度合も、仕事のパフォーマンスを決める大事なポイントです。どんな優秀なビジネスパーソンでも疲労を溜めすぎると判断も鈍り、ネガティブな気持ちだって湧き出てきます。

人生や仕事はマラソン以上の長距離走。疲れたまま走り続けるより、定期的に疲労を回復しながら走り続けたほうが、長い目で見たときに良いパフォーマンスを発揮し続けられると考えて間違いありません。あなたが、どれだけ自分の疲れを無視して突き進む傾向があるか、一度、ご自身でも自分の疲れの度合を客観的にチェックしてみてください。

あなたの疲労度はどれくらい？

さて、日頃あなたはどれくらい自分の疲れを意識しているでしょうか。

ここでは、厚生労働省が公開している、「労働者の疲労蓄積度自己診断チェックリスト（2023年改正版）」でセルフチェックしてみましょう。

労働者の疲労蓄積度自己診断チェックリスト(2023年改正版)

このチェックリストは、労働者の疲労蓄積を、自覚症状と勤務の状況から判定するものです。

チェックリスト 1 最近1か月間の自覚症状

各質問に対し、最も当てはまる項目の□に✓をつけてください。

1 イライラする	□ ほとんどない (0)	□ 時々ある (1)	□ よくある (3)
2 不安だ	□ ほとんどない (0)	□ 時々ある (1)	□ よくある (3)
3 落ち着かない	□ ほとんどない (0)	□ 時々ある (1)	□ よくある (3)
4 ゆううつだ	□ ほとんどない (0)	□ 時々ある (1)	□ よくある (3)
5 よく眠れない	□ ほとんどない (0)	□ 時々ある (1)	□ よくある (3)
6 体の調子が悪い	□ ほとんどない (0)	□ 時々ある (1)	□ よくある (3)
7 物事に集中できない	□ ほとんどない (0)	□ 時々ある (1)	□ よくある (3)
8 することに間違いが多い	□ ほとんどない (0)	□ 時々ある (1)	□ よくある (3)
9 仕事中、強い眠気に襲われる	□ ほとんどない (0)	□ 時々ある (1)	□ よくある (3)
10 やる気が出ない	□ ほとんどない (0)	□ 時々ある (1)	□ よくある (3)
11 へとへとだ★1(運動後を除く)	□ ほとんどない (0)	□ 時々ある (1)	□ よくある (3)
12 朝、起きた時、ぐったりした疲れを感じる	□ ほとんどない (0)	□ 時々ある (1)	□ よくある (3)
13 以前とくらべて、疲れやすい	□ ほとんどない (0)	□ 時々ある (1)	□ よくある (3)
14 食欲がないと感じる	□ ほとんどない (0)	□ 時々ある (1)	□ よくある (3)

★1 へとへと:非常に疲れて体に力がなくなったさま

● 自覚症状の評価 ● 各々の答えの( )内の数字をすべて加算してください。 合計　　点

Ⅰ 0～2点	Ⅱ 3～7点	Ⅲ 8～14点	Ⅳ 15点以上

チェックリスト2 最近1か月間の勤務の状況

各質問に対し、最も当てはまる項目の□に✓をつけてください。

1 1か月の労働時間（時間外・休日労働時間を含む）	□ 適当 (0)	□ 多い (1)	□ 非常に多い (3)
2 不規則な勤務（予定の変更、突然の仕事）	□ 少ない (0)	□ 多い (1)	――
3 出張に伴う負担（頻度・拘束時間・時差など）	□ ない又は小さい (0)	□ 大きい (1)	――
4 深夜勤務に伴う負担★2	□ ない又は小さい (0)	□ 大きい (1)	□ 非常に大きい (3)
5 休憩・仮眠の時間数及び施設	□ 適切である (0)	□不適切である (1)	――
6 仕事についての身体的負担★3	□小さい (0)	□ 大きい (1)	□ 非常に大きい (3)
7 仕事についての精神的負担	□ 小さい (0)	□ 大きい (1)	□ 非常に大きい (3)
8 職場・顧客等の人間関係による負担	□ 小さい (0)	□ 大きい (1)	□ 非常に大きい (3)
9 時間内に処理しきれない仕事	□ 少ない (0)	□ 多い (1)	□ 非常に多い (3)
10 自分のペースでできない仕事	□ 少ない (0)	□ 多い (1)	□ 非常に多い (3)
11 勤務時間外でも仕事のことが気にかかって仕方ない	□ ほとんどない (0)	□ 時々ある (1)	□ よくある (3)
12 勤務日の睡眠時間	□ 十分 (0)	□ やや足りない (1)	□ 足りない (3)
13 終業時刻から次の始業時刻の間にある休息時間★4	□ 十分 (0)	□ やや足りない (1)	□ 足りない (3)

★2 深夜勤務の頻度や時間数などから総合的に判断してください。
深夜勤務は、深夜時間帯（午後10時～午前5時）の一部または全部を含む勤務をいいます。

★3 肉体的作業や寒冷・暑熱作業などの身体的な面での負担をいいます。

★4 これを勤務間インターバルといいます。

● 勤務の状況の評価 ●各々の答えの( )内の数字をすべて加算してください。 合計　　点

A 0点	B 1～5点	C 6～11点	D 12点以上

3 総合判定

次の表を用い、自覚症状（**チェックリスト 1**）、勤務の状況（**チェックリスト 2**）の評価から、あなたの疲労蓄積度の点数（0～7）を求めてください。

疲労蓄積度点数表

		勤務の状況			
		A	B	C	D
自覚症状	Ⅰ	0	0	2	4
	Ⅱ	0	1	3	5
	Ⅲ	0	2	4	6
	Ⅳ	1	3	5	7

※ 糖尿病、高血圧症等の疾患がある方の場合は判定が正しく行なわれない可能性があります。

あなたの疲労蓄積度の点数　　　点（0～7）

	点数	疲労蓄積度
判定	0～1	低いと考えられる
	2～3	やや高いと考えられる
	4～5	高いと考えられる
	6～7	非常に高いと考えられる

疲労蓄積度の点数が2～7の人は、疲労が蓄積されている可能性あり

→ **勤務状況の見直し**
チェックリスト2の点数が1または3の項目について改善が必要

→ **ライフスタイルの見直し**
睡眠・休養をしっかり取る

→ **労働時間の短縮**
時間外・休日労働時間が月45時間超なら、短縮を検討

厚生労働省「労働者の疲労蓄積度自己診断チェックリスト（2023年改正版）」より作成

いかがでしたか？　自分で思った以上に疲れが溜まっている。そんな方は、すぐにでも休みの取り方を見直す必要があると言えるでしょう。

健康の3要素は「運動・栄養・休養」

世の中にはさまざまなストレスの解消方法や疲労の回復方法が存在しています。そんな中、「リトリート」の実践は、その究極とも言える、現代社会におけるストレス解消の必須スキルになっていくと私は考えています。

健康の3要素は「運動・栄養・休養」と言われています。このうち運動や栄養について、私たちは一生懸命考えてきました。

運動に関しては、世の中にはスポーツクラブが乱立し、今や24時間通えるジムまであります。栄養に関しても、ドラッグストアに行けば栄養補助食品コーナーが充実し、常に「足りない栄養素」を私たちは探して、補給することに尽力しています。

しかし、**最後の一要素「休養」についてはどうでしょうか？**　どうもガンバリズムの私たちは、この最後の一要素「休養」を軽んじてきたようにも思います。

運動や栄養の本はあふれるくらい世の中に出版されていますが、休養の本はそれと比べて少ない。「というより、ほとんど見当たらない」。ここに、健康分野に残された「最後の秘策」が隠れている、そんな気がしてなりません。

休むことは「タイムロス」ではなく「パワーアップ」だった！

どうも私たちが休養が苦手な理由のひとつに「休むこと＝タイムロス」と考えてしまう悪い心の癖があるように思います。

確かに、忙しいときには少しでも抱えている仕事を進めておきたい気持ちはよくわかります。例にあげたストレス内訳のトップ「仕事の失敗、責任の発生等」にあるように、成果主義が主流になり、プロセスよりも結果で判断されてしまう今の社会では、立ち止まるよりも何か前進すると思えることをやっていたほうが、気持ち的に楽なのもわかります。

そんな心の思い込みを「休むこと＝パワーアップ」と切り替えてみませんか？　自分と向き合う時間も取らずに走り続けていると、どんどん疲れて判断力も処理能力も低下し、仕事のパフォーマンスを落としてしまいます。

また、立ち止まる時間を取らなかったため、そもそも向かっている「目的地」がわからないまま、がむしゃらに走り続けているケースもあります。何かやっていないと不安になるから、前進していると思えることにランダムに取りかかることで、かえって仕事の後戻りも多くなるかもしれません。最悪、同じところをグルグル回っているだけ、空回りの徒労に終わります。

２０２３年、Slackが1万人以上のデスクワーカーを対象に行なった調査では、約半数の人が「勤務中にほとんど、あるいは全く休憩を取らない」と回答しているそうです。また、これらの人が「燃え尽き」を経験する可能性は1・7倍高いとされています。

一方、休憩を取っている人は、取らない人に比べて、ワークライフバランスのスコアが62％、ストレスや不安に対処する力が43％、全体的な満足度も43％高くなっています。さらには、**仕事の生産性のスコアも13％高くなっているのです。**（https://slack.com/intl/ja-jp/blog/news/the-surprising-connection-between-after-hours-work-and-decreased-productivity）

こうした仕事中の休憩だけでなく、週単位の休みや休暇などについても、「休むこと」についての重要性は、まだまだ広く理解されていないのではないでしょうか。

本書を手に取ったあなたには、休むことの固定観念を、ネガティブではなくポジティブに書き換えてほしいのです。きっとあなたにとって、「休み」の意味がリトリートによって変わることは、今後の人生や仕事にプラスになると思います。

3

体は動かしてOK。アクティブレストのすすめ

「ただ寝ているだけ」では疲れがとれない理由

休むことが大切。かと言って、じーっと横になっているとどうでしょう。「寝ても寝ても疲れがとれない」「休みの日にゴロゴロしているだけでは疲れがとれなかった」「むしろだるくなってしまった」。そんな経験、ありませんか？

もちろん、睡眠が最も有効な休養のひとつであることには間違いないのですが、日中にダラダラ昼寝してしまって、疲れるくらい運動していないために、夜に眠れていない人は多いはずです。

夜にちゃんと眠れず、うつらうつらと浅い睡眠になってしまい、また日中に眠くなるといった悪循環で十分な睡眠が取れていない。その他、強いストレスや悩みごとも夜に眠れなくなったり、睡眠の質を低下させたりします。そう、**休んでいるつもりでも、実はきち**

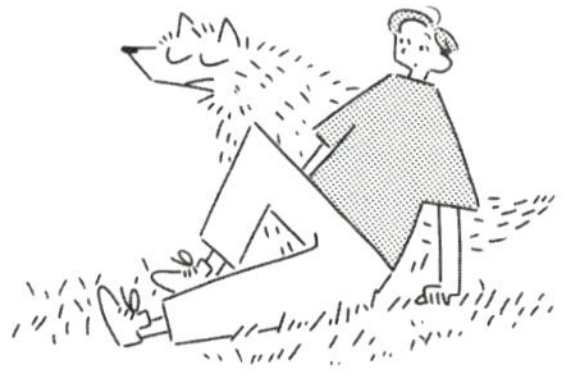

ん**と休めていない**のです。

ある意味、これは当然のことかもしれません。現代の私たちはどんな働き方をしているでしょう？　デスクワークで頭を使ったり、ケアワークで心を使う仕事が増えています。もちろん肉体労働の方も多くいらっしゃいますが（私も肉体労働です）、それでも脳や心を酷使する時間が増えてきたように感じます。

このため、ただじっと横になって、体の疲れをとるだけでは、休養にならないのです。夜にぐっすり眠るためだけではなく、気分転換やストレスの低減のためにも、現代の私たちには、睡眠以外の新しい休養法が必要なのです。

活動したほうが疲れがとれる。アクティブレストとは？

最近ではスポーツ選手を中心に、**「アクティブレスト（積極的休養）」**という方法が行なわれています。じっと動かず（消極的に）休んでいるだけでなく、軽度な運動をすることで、血液の循環も良くなり、新陳代謝も促進して疲労回復が促されることが知られています。

このアクティブレストの概念をもっと広げて、リトリートに取り入れていくのです。たとえば、ヨガはさまざまなリトリート施設で定番のアクティビティになっていて、アクティブレスト目的では特におすすめです。

スポーツの大会やイベントに出たりするのは、活動的すぎて休養とは言えないかもしれませんが、肉体的な疲れは増しても精神的な疲れは何もかも忘れることでとれていきます。その他、森林浴や瞑想など肉体的な疲労がほとんどない休養法もあります。

私もサーフィンをしていた時期がありましたが、体はクタクタになっても波がすべてを忘れさせてくれたものです。**今の疲れが肉体的なものか、精神的なものか**を見極めながら、ストレスの解消が目的であれば、体は疲れるくらいでもよいと思います。

体はクタクタになるけど心はスッキリ。もはやそれは「休養」ではなく「活動」だろうと突っ込みどころは満載ですが（笑）、体は活動していても心が休まるアクティブレストこそ現代に効果的です。自分に合った休養法としてどんどん見つけていきたいものです。

アクティブな回復法としてのリトリート

週末は、何もしないでダラダラと過ごすのではなく、リトリートとしてリフレッシュできる活動を取り入れ、メリハリをつけて過ごす。休むときはしっかり休み、アクティブレストを取り入れて、日常を忘れるくらい何かに没頭する。そうすることで、本当に自分が好きなことが見えてきたり、自分の方向性が見えてきたりします。

なお、リトリートでは「自分と向き合う」とか「ありのままの自分を見つめる」といった表現が多く使われています。良いガイド役のもとでそれができればよいのですが、自分を見つめる経験がないまま無理して行なうと、現実を厳しく直視しすぎてかえって気が重くなってしまうこともあるので注意が必要です。

以前、ハワイにリトリートに行って、客室に籠るように静かに過ごした結果、すっかり暗くなって帰ってきた人を見たことがあります。いろいろこれからの人生について深く、重く考えてしまったのだとか……。これだとなんのために行ってきたのかわかりません。

なので、**セルフ・リトリートの場合は、アクティブレストを上手に取り入れて、楽しみながら、リフレッシュしながら行なう**のをおすすめします。

さまざまな休息法を試してみて、自分の内面に没頭することが好きなのか、人との和やかなコミュニケーションが生まれる場が好きなのか、ゲームのように競争があったほうが燃えるのか、自分の好みを知っていきましょう。そういう意味では、アクティブな疲労回復もまた「自分と向き合う」方法のひとつなのです。

4
ビジネスパーソン1泊2日リトリートの場合

プランを利用する・しない。2つのケース

そんな、アクティブレストを取り入れた「リトリート」ですが、具体的にどんなことをするのか、イメージできない人がほとんどではないでしょうか。期間も日帰りから数泊まで、さまざま考えられます。ここではまず、気軽にできる、**土日のどちらか1泊リトリート**の例を2つ見てみましょう。

その1 リトリートプランを利用　Aさん31歳女性の場合

Aさんのプラン

10月19日（土曜）11時在来線で出発↓新幹線内で駅弁を堪能↓15時にリトリート施設

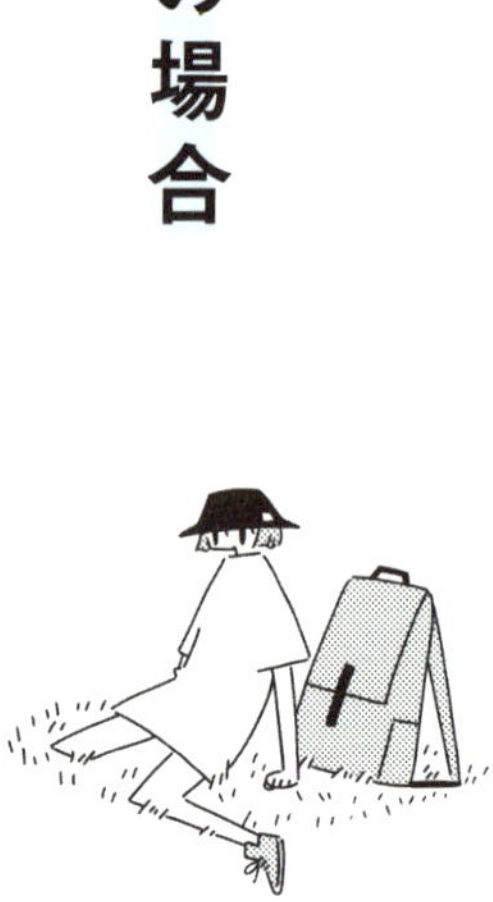

に到着↓15時半自然散策ミニツアー参加↓16時半自由時間（1回目の温泉入浴）↓18時夕食↓20時焚き火を眺めてリラックス↓21時自由時間（2回目の温泉入浴）↓23時就寝
10月20日（日曜）7時朝ヨガに参加↓8時朝食↓9時自由時間（周辺の森を散策と3回目の温泉入浴）↓10時チェックアウト

Aさんは都内在住、IT関連でかなり忙しい毎日を送っています。今週末は、久しぶりに土日両日、仕事を入れずに休めました。朝はゆっくり起きて身支度をします。ツアーなので下調べは最低限。紅葉には少し早いものの、秋が深まる実りの時期のリトリート、自然散策ミニツアーでは栗拾いや、野生の柿狩りなども体験できるみたいで、とっても楽しみ！

わくわくしながら出発、在来線を乗り継いで東京駅へ。東京駅で駅弁をゲットしたら新幹線でリトリート施設にGO！　2時間ちょっとで行けるホテルのリトリートプランに申し込みました。チェックインを終えて、部屋に荷物を置いたら、ロビーに集合です。

自然体験を担当してくれるスタッフさんが、周辺の森の散策に連れて行ってくれました。「栗はこうやって足で踏んで中身を出して……」と栗拾いを体験！　柿はまだ十分に熟していないらしく、今回は食べられませんでしたが、渋柿と甘柿の違いを教えてもらいました。

夜は地産地消の食材を使った創作料理。栗ごはんは日中拾った栗が使われていて感動しました。食後は、ホテル敷地内で焚き火が体験できると聞いたので屋外へ。瞑想とかマインドフルネスというとなかなかハードル高く感じますが、スタッフさんが「焚き火をただじっと眺めるのも立派なマインドフルネスですよ」と言ってくれて、なんだか納得。とってもリフレッシュできました。体験の合間、合間に温泉にもしっかり入って、気持ちもどんどん前向きに！

早起きは苦手だけど、心も体もスッキリして自然に目が覚めたので、7時の朝ヨガに参加。8時に軽めの朝食の後、周辺の森を散策。チェックアウトギリギリに3回目の温泉入浴を堪能して、何とか10時のチェックアウトに間に合いました。スタッフさんは「ここみたいなやり方をアクティブレスト（積極的休養）って言うのですよ。部屋でゴロゴロ休んでいるより、こっちのほうがリフレッシュできるでしょう？　デスクワークだったら、絶対、こうやって適度に体を動かしたほうがいいです！」とアドバイスをしてくれました。最高の休日です!!

達人の解説

リトリートを初めて行なう導入としては、すべてがフリータイムの「自然の中でご自由に！」よりも、ある程度、内容と時間割が決まっているリトリートプランなどのパッケージプランがおすすめです。

「リトリートセンター」や「ウェルネスリゾート」と呼ばれる専門施設が普及している欧米のようには、日本にリトリート専門施設は多くありません。その代わり、リゾートホテルや温泉旅館などで「リトリートプラン」または「リトリートプログラム」などとしてリトリートを取り入れる宿は増えていて、それらを選択するとよいでしょう。

一人が苦手な人は、他の宿泊者との交流が生まれるリトリートプランに参加してみましょう。ヨガや森林浴やマインドフルネスなど、癒しをテーマにしたプログラムが時間割のように設定してあり、自由参加になっているところもあります。その他、日程指定にはなりますが、イベントやワークショップ形式のリトリートもあります。

その② 自由に気ままにリトリート　Bさん45歳男性の場合

Bさんのプラン

7月20日（土曜）13時に在来線で出発↓15時山中のとある温泉宿に到着。チェックイン後、すぐに温泉とサウナでととのう。夕食前に昼寝↓18時夕食↓20時自室でマインドフルネスなど　深夜まで読書↓2時就寝

7月21日（日曜）8時朝食↓しばし中庭を散策↓10時チェックアウト↓11時直帰せず近くの自然公園へ。1周2キロのウォーキングコースを3周↓12時周辺コンビニで軽食購入、屋外でゆっくり読書↓15時半出発↓17時半帰宅

Bさんは、45歳男性。とある事業会社の課長です。プレイングマネージャーとして、やるべきことも多く、特にこの2～3年は忙しく働いています。リトリートには慣れていて、定期的に習慣として取り入れています。あえて「リトリートプラン」や「リトリート施設」

を選択することなく、自分流にリトリートを楽しんでいます。

今回の旅では、自分を見つめ直し、ちゃんと正しい方向に向かっているのかセルフチェックをするつもりです。とにかくゆっくりしたかったので、在来線2時間の近場、温泉設備が充実しているリゾートホテルを選択しました。

15時にチェックインしたら、部屋に荷物だけ置いて、すぐに温泉へ。中庭の露天風呂の脇にロウリュができるバレルサウナ（樽型のサウナ）があることは下調べ通りです。サウナにロウリュ、汗をかいては水風呂にドボン、それを繰り返す。目の前の自然に自分が吸い込まれていく感覚、まさに「ととのう」。自然との一体感が最高です。

浴室から出ると、ロビーに併設されたラウンジで注文したビールを飲み、ほろ酔いで館内をさまよいます。目的を持たずに興味のままに散策するのが心地良い。パンフレット置き場で近くの自然公園の案内を入手。「よし、明日はここで読書といこう」そう決めて部屋に戻り、ふわふわのベッドに倒れ込み、そのまま昼寝。18時にアラームの音、半ば寝ぼけまなこのまま夕食会場に向かいます。地産地消の野菜を中心としたヘルシーな夕食。日々、会食で疲れた胃には優しい。

夕食を終えたら、自室でゆっくり、マインドフルネスとジャーナリング。一人静かに目を閉じては、思いついたこと、湧き出てきた気持ちなどペンで紙に書き出していきます。その後、前から読んでいた小説の続きを深夜まで時を忘れて読みます。いつしか心地良い静寂に包まれながら眠りにつきました。

朝8時起床、すぐにビュッフェスタイルのモーニング、パンにヨーグルトにオレンジジュース、食べ終わったらホットコーヒーを飲む軽めの朝食。朝食を終えたら外に出て中庭を散策の後、チェックアウトです。

昨日、パンフレットで見つけた自然公園に向かいます。1周2キロのウォーキングコースを3周歩いた後、ランチ。道中に立ち寄ったコンビニのサンドウィッチと缶コーヒー。昨晩からの読みかけの小説を一気に読み切りました。

時計を見たら15時過ぎ。そろそろ帰ろう。帰りの電車で車窓を眺めながらうとうとと。なんとなく今抱えているプロジェクトの突破口も見えてきた気がします。プロジェクトは秋で終了。そしたらまた、どこかに出かけるとしよう。

達人の解説

リトリートに慣れてきたら、リトリート施設でもなくリトリートプランでもなく、自由に宿泊先を決めて、リトリートを楽しむことができます。大切なことは「日常」から距離を置き、自然豊かな場所で自分を見つめ直してみること。近場でも十分です。

一人旅に寂しさを感じてしまうタイプの方は、ゲストハウスなど地元の人や他の旅人と交流がある宿を選択するのもよいです。その際には、みんなでワイワイして終わるのではなく、自分だけの時間も作るようにしておくことがポイントです。宿周辺の自然に触れて、静かに目を閉じる時間を取りましょう。

自分が何をしているときが気持ち良いのか？　自分の好きなことは？　日常から離れてみて感じたことは？　リトリート中の気づきは人によってさまざまです。ご自身の人生で目指すゴール（今、思いつく範囲の目標で構いません）と併せて、自分の「現在地」を静かに見つめます。暇さえあればスマホを眺めて外にばかり意識を向けていると、この静かに自分を見つめる「内観」が苦手になってきます。静寂の中で、しばし内省の時間を取って自分自身を見つめ直してみましょう。

5

いつもの旅行と どこが違うの？

さて、Aさん、Bさん二人のリトリートの事例を見ていただき、リトリートがどんなものなのか、だいたいイメージできたのではないでしょうか。中には「いつも行っている旅行となんだか違う」、そんなふうに感じた方もいるかもしれません。

実際、私たちがいつも行く旅行とどう違うのでしょう？　いくつか見ていきましょう。

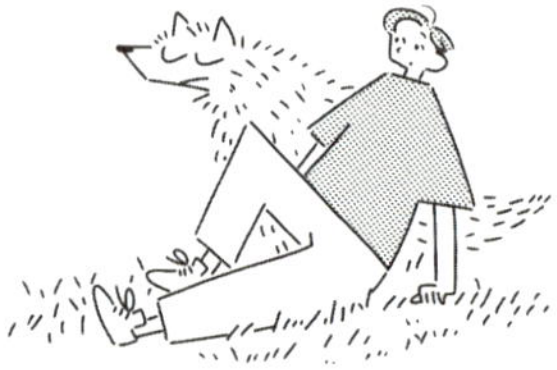

普通の観光旅行との違い

観光旅行は、名所を見に行く、つまり「光を観る（その土地の文化、政治、風俗などを観る＝観光の語源）」ことが基本ですから、疲れてでも目的とした場所をすべて見て回ることになります。楽しみと思い出作りのために、できるだけ多くの場所を訪れ、ご馳走を堪能し、写真を撮って、お土産も買い、物見遊山を満喫します。

一方、リトリートの場合、目的が「転地療法」であり、自分をととのえる旅です。とりたてて、どこか名所を回るわけでもなく、静かに自然の中で過ごします。

華やかさはありませんが、あくまでもリトリートは自分を癒す、自己再生を目的とした旅であり、疲れるまで予定を詰め込むタイプの観光旅行とは対極にあると言えるでしょう。ゆっくりと休養するための旅なのです。

もちろん、それだけでは物足りないという人は、リトリートの前後に観光をくっつけるのもアリです。ただし、その場合は、観光とリトリートをしっかり区別して、あくまで休養の時間は休養に集中できるように旅全体を計画しておきましょう。

いわゆるリゾートとの違い

また「リゾート」と「リトリート」の違いも気になるところです。リゾートとは保養や休暇を楽しめる場所で、世界各地、日本にもさまざまなリゾート地があり、宿泊施設としてリゾートホテルが整備されています。

ホスピタリティあふれるスタッフが出迎えてくれて、心身を癒せる場所という意味では、リゾートもリトリートも変わりないでしょう。

強いて異なるところと言えば、**行く側の意識の持ちよう**かもしれません。特に高級リゾートは、宿泊客の社会的ステータスそのままに受け入れてくれます。

ホテルにも格式があり、皆さんも宿を選ぶときに頑張ったご褒美に少し背伸びして上のステータスの宿を選んだりなどしていることでしょう。

宿のスタッフも、宿泊客のステータスに合わせた接客をしてくれます。つまり日常の肩書きや地位など、街の社会的ステータスを、そのまま持った旅ができてしまいます。

しかしリトリートは、そのような社会的ステータスから、しばし離れる時間であり、宿のブランドにこだわる必要もなく、宿のスタッフとも「ヒト」としては対等の立場にあります。自分もスタッフも同じヒトであり、フランクな話題で盛り上がるなど、過剰にへりくだった接客を受ける必要はありません。

ヨーロッパのバカンスとの違い

ヨーロッパのバカンスといえば、数週間や1か月といった長期にわたる休暇です。自然に恵まれた郊外に家族で出かけてひと夏を過ごす。旅というよりは、暮らすに近い感覚かと思います。転地した場所で、のびのび過ごす、という意味ではリトリートに近いですが、さすがに1か月というわけにはいかないでしょう。

幸い、短期休暇中心の日本では、**土日を活用した日帰りや1泊のプランが充実**していま す。キャンプにこだわって何が何でも自炊、というのでなければ、食事なども宿に任せて、そのぶん自然の中でのアクティビティに専念してしまいましょう。

長期で休めなくても、週末を使っていろいろな場所に行くことができるので、うまくスケジューリングすれば、定期的に質の良い休養ができるはずです。

このように、リトリートはこれまでの旅とは、少し異なる目的を持った、新しい旅のスタイルと言えるでしょう。自然の中で、ゆったり過ごし、自分を癒して見つめ直す。

もちろん、名前こそ知らなくても、すでにこうした旅を実践している方もいらっしゃるでしょう。これを機会に、ぜひ、そんな旅のスタイルに磨きをかけていただきたいと思っています。

6

ココロの底までOFFになれば、ありのままのあなたがONになる

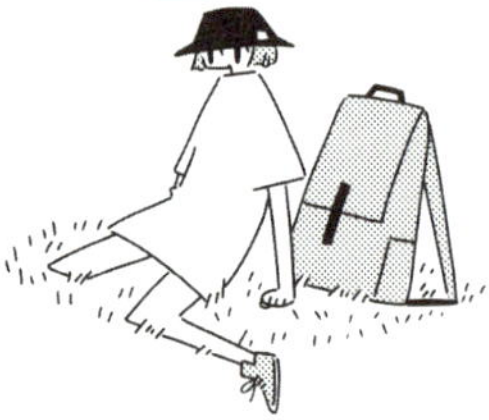

凝り固まった心をほぐす荒療治

どうでしょう。だいぶリトリートのイメージがつかめてきたのではないでしょうか。

それでも、

「心がほぐれそうにない」

「どうもうまくいく気がしない」

そんな方は、ショック療法として、いっそ田舎の「民宿」にリトリートに出てみてはいかがでしょう？　ホームページもなく、観光協会のパンフレットに電話番号だけが載っているような宿が特におすすめです。そういう場所が一番効果的なのです。

チェックインが予定時刻より遅くなり、なんで一報入れないんだと宿のおばちゃんに怒られる。風呂上がりに縁側で休んでいると、近所のおばあちゃんが顔を出しにきて「あんた、どっから来たんだぁ？」と言われる。「これ、持ってけ、持ってけ、一人じゃ食べきれないから」と、おばあちゃんが作った野菜を半ば強制的に持たされる。

夜は地元の人が飲みに集まってきている。こちらはお客なのに、「オイ、兄ちゃん、こっちに来て座んな、一緒に飲もう」と言われて逃げられなくなる。

そんな**「ヒトとヒト」の対等な付き合いから、心の鎧は自然と脱げている**ことでしょう。

「ありのままの自分」を取り戻す

もちろん、これは極端な例で、このような宿は少数ですが、「うちのおばあちゃんも、こんな感じ！　何か懐かしい！」と思ったり、「子供のときのおっちゃんたち、こんな感じだったなぁ」と昔の感覚を思い出したり、「次の連休は久しぶりに帰省しようか。急に地元のみんなと会いたくなった」など、ありのままの自分が見えてきます。

本当に心地良く感じること、好きなこと、これから向かってみたい人生の方向性、自分が回復してくると同時に、いろいろと気づきが出てきます。

「ココロの底までＯＦＦになれば、ありのままのあなたがＯＮになる」

私がよく使う表現ですが、忙しい日常に押し潰されて出てこなかった本音が一気に湧き出てきます。それが鎧を脱いだときの、ありのままのあなたの本質です。そしてその本質に気づくことこそ、リトリートの真骨頂なのです。

第 2 章

旅嫌いでもOK!
リトリートがいいのは、
こんなところ

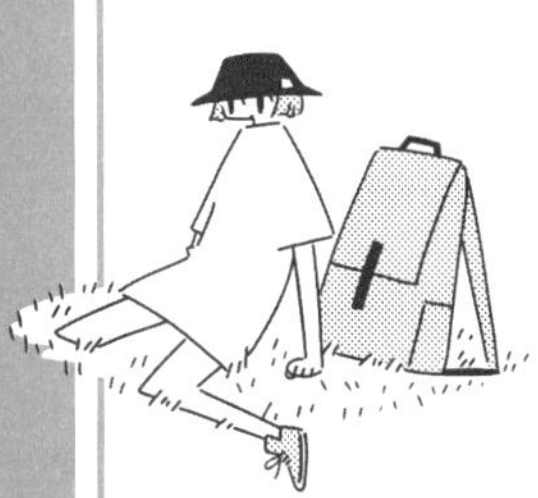

日常を離れて、出かけてみよう

土日に家でぼーっとしている人が5割以上

「日常を離れて、自然の中でのんびりか」

「じゃあ、さっそく試しに、今月どこかにリトリートに出かけてみよう」

そんなふうに、すぐに皆さんがリトリートを実践してくだされば、著者としてはうれしい限りです。

でも、そんなにすんなり行動に移せる人はどれくらいいるのでしょうか。

令和3年総務省統計局「社会生活基本調査」によると、土日に自宅にいた人の割合は、10〜14歳はすべての時間帯で5割を上回っており（ゲーム？）、15歳以上についても土曜日

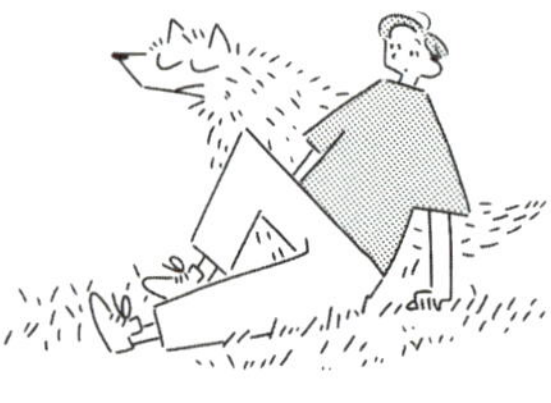

の10時45分から11時45分までを除くすべての時間帯で5割を上回っています。

コロナ禍以降、外出の頻度が以前ほどでなくなった人も多いと言われていますが、統計で見ると「みんな、こんなに自宅にいるの？」と驚いてしまいます。

自宅アクティブレストで弾みをつける

「これはこれで、快適なんだ。今どき買い物もネットでできるし、映画やドラマも見放題だし、ウーバーイーツで食べ物も届けてくれるし、いいからほっといて！」

という人もたくさんいらっしゃるでしょう。

もちろん、何が何でも出かけよ、とは私も言いません。

ただし、自宅は完全な「日常」のため、土日もずっと家にいると、そのままストレスや悩みごとの延長線上で一日を過ごすことになります。

インドアの遊びを満喫して、効果的にリフレッシュできるときもありますが、できれば、本書を手に取ったことを運命と思い、この機会に出不精を卒業して、小さくともリトリートする習慣を身につけてみてください。

出不精の方へのアドバイスとしては、まず「自宅アクティブレスト」で、掃除や片づけを始めてみることです。

体を動かしていると気持ちも前向きになるので、その勢いを借りて外に出るのです。なんとなくやっているうちに部屋もきれいになり、「この掃除が終わったら近くの公園で散歩しようかな」なんて、そんな気持ちになれたら最高ですね。

旅嫌いな人こそ、リトリートは向いている!?

「そうは言っても、そもそも旅行が苦手なんですよね」
「できれば、なんにもしたくないです」

リトリートの必要性はわかったけれども、やっぱりどうも気が進まない。

でも、これにはこれで、それなりの理由があるように思います。

確かに、旅嫌いな方というのは結構おられます。普段私がお迎えするのは、都心からやってくる家族連れやビジネスパーソンですが、実は誰もが心から来たくてやってきているというわけではありません。

家族サービスとして、
友達の付き合いで、
職場の合宿として、

などで、なんとなくやってきた方もいらっしゃいます。

そんな方々とのふとした会話から、旅嫌いの理由を直接お聞きしたり、その後、帰る頃には満面の笑みになっている様子を見たりしていて、気づいたことがあります。

それは、大半の方は、旅嫌いというより、**自分に合った自分のための旅ができていないだけなのではないかな**、ということです。

そんな方も、リトリートを体験していただければ、きっと気に入るのではないかな、と私は思うのです。

そんなわけで、リトリートの具体的な方法を紹介する前に、本章では、旅嫌いの方をはじめ、多くの方がご存じない、リトリートの良いところについて、お伝えしていきたいと思います。

リトリートのいいところ その1

誰もいないところで、のんびり

「どこに行っても混んでる」

「休日まで行列なんて、ウンザリ」


普段あなたの「出かける」は、どんなことをイメージしていますか？

トレンド番組や、ネットのレジャースポット、イベント情報を見て「上位」にランクインしているような、行くべきところに行って、見るべきところを見て、食べるべきものを食べる。そんなふうになっていないでしょうか？

よく「いやぁ、ゴールデンウィークはどこに行っても混んでた」とか「連休は家族サービスで旅行に出て疲れたよ〜」などと聞きます。

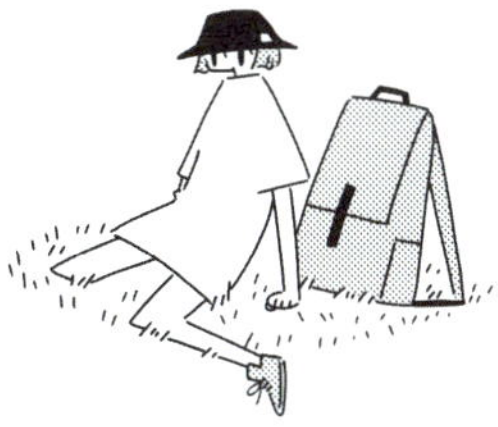

はたして、そうでしょうか？

私は、自然ガイドの際には、ガイドブックに載っていないような場所にも、お客様をご案内しています。そうすると、連休でもお盆でも、誰もいないこともあります。そんな場所で、家族連れの方にリトリートとして過ごしてもらうと、出発時には口喧嘩をしていたはずが、帰りにはすっかり笑顔で仲直りしていることもあります。

メディアも仕事ですから、当然「人気スポット」や「人気レジャー施設」を中心に紹介します。またレジャー施設からのＣＭや広告を目にすることもあるでしょう。最近ではインバウンド客も増えて、人気の場所にさらに人が殺到しているオーバーツーリズム傾向があるのも確かです。

「どこに行っても混んでいる」と感じるのなら、**混んでいる場所をあえて選んでしまっているのかもしれません**。しかも、そんな場所ばかりを複数周るとなったら、行く前からすでにゲンナリしてしまうのではないでしょうか。

リトリートならレジャー施設にこだわる必要はありません。有名観光地である必要もなく、自然豊かな「名もなき場所」でよいのです。

すでに何度かお伝えしましたが、リトリートは、「人」が「ヒト」に戻る旅。リトリートとは、消費のための観光ではなく、休養のための転地です。
「どこに行って何をした」などと周囲に知らせる必要はなく、自分が心からリラックスして休養できれば、それでよいのです。「人気」や「口コミ」、「インスタ映え」は、関係ありません。

Googleマップの航空写真で探してみて「あ、ここ自然が多そうな場所だな」と思えば、そこに向かってみませんか？　私はそれで何か所も、自然豊かで他の観光客が誰もいない、そんな自分だけのリトリートスポットを見つけています。

「どこに行っても混んでいるから家から出たくない」。そんな方は、ぜひ一度、この本で紹介している**「名もなき場所でのリトリート」**を試してみてください。

「リトリートだったら、出かけてもいい」
「出かけたい」

そんなふうに、あなたの新しい休養の習慣として取り入れていただければ、とてもうれしいです。

リトリートのいいところ
その2

荷物は最低限。あれもこれもは必要なし

「準備が面倒くさい」
「道具はイチから揃えないとダメですかね……」

旅先にも日常を持ち込むべし、と何個も荷物を持って旅行をする人がいます。おしゃれもしたいし、あると便利かもしれないから、あれもこれも持って行きたい。

それはそれで通常の「旅行」や「観光」なら何も言いませんが、リトリート目的であれば話は別です。**いつもの社会的な立場や役割から、しばし離れるためにも、荷物は最低限**にしておきたいところです。

1泊なら翌日の着替えに、スマホと財布。旅先でかさばるような服はやめて、アクティ

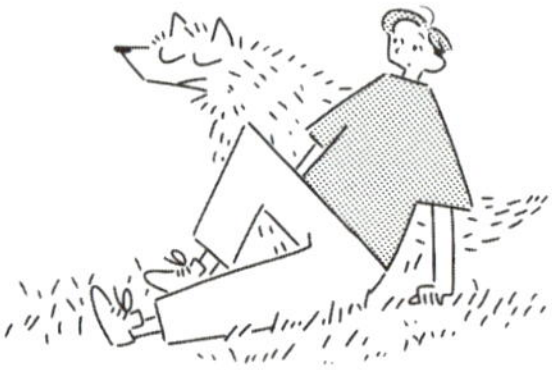

ブレストできるように、動きやすい服装のほうがよいのではないでしょうか？

リトリートは、自分と向き合い、自然に還る旅です。ありのままの自分でOK。いわゆる観光やリゾートのように、魅せるための物は持って行かなくてもよいのです。

自分と向き合う時間を作るために、この機会に読んでおきたい本などを持って行くのはよいかと思います（この本も持って行ってください！）。ヨガをされる方は、ヨガマットも持って行くとよいと思います。ただし、リトリート施設やリトリートプランが完備されている宿などは、ヨガを導入しているところが多く、レンタルでたいていは用意してあります。現地調達できるものも多いので、出発前に確認しておきましょう。

キャンプについては、すでにやっている方は道具が揃っていると思いますが、初心者がイチから道具を揃えるというのも大変なので、まずはグランピングのように設備や備品がすべて揃っているところがおすすめです。

出かける何日も前から荷物の準備をする必要はありません。**前日や当日の朝にさっとリュックに放り込んで、軽快に家を出るのが理想**です。できるだけ、自分が着込んでいる「鎧」は外して、出発のときから「ヒト」に近い状態で出たいものです。

リトリートのいいところ その3

一人で気ままに行って、気ままに過ごせる

「そもそも団体行動が苦手」
「休日くらい、人に気を使わずに過ごしたい」

リトリートは観光ではなく「自分と向き合う旅」。必ずしも連れ合いがいる必要はありません。友人や家族とリトリートということもありますが、気が向いたら一人で気ままに出かけて、気ままに過ごす。そこにあるのは自分と大自然だけ、それが理想形です。

職場や家庭で、**いつの間にか周囲の意見を聞いて、合わせることに慣れすぎていませんか？** 社会的な立場や役割を持った「人」であるときは、それはとても大事なことです。人が二人以上いれば、その間に関係性が生まれ「人間」になります。

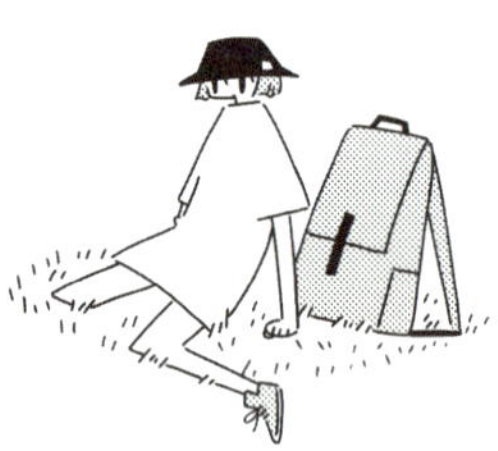

しかし、あなたがこれから出かけるのはリトリートの旅。そんなときこそ、社会の一部である「人間」のしがらみから抜け出し、自然の一部として「ヒト」に戻りたい。そうです、自分に回帰していけばいいのです。

セルフ・リトリートは、**日常の中で抑制していた気持ちを手放し、見つめ直すチャンス**です。自分が何を食べたいのか、どこに行きたいのか、どれくらいしたいのか、自分の中から湧き出る気持ちを大事にしてみましょう。

「自分と対話ができるようになる」、これはリトリートの大事なポイントです。

自分にとって何が必要で、何が不要なのか、

何がしたくて、何がしたくないのか。

自分ファーストは必ずしも悪いわけではありません。自分の抑制を取り払い、ワガママな自分が出てきてよいのです（人に迷惑かけない範囲でお願いします!）。

とにかく、リトリート先では気兼ねなく過ごしてください。そう、「心の底までOFFになれば、ありのままのあなたがONになる」。この言葉を忘れずに。

リトリートのいいところ その4

行った先では何かしても、しなくてもOK

「出かけるからには、有意義に過ごさなくちゃ」

「予定を決めておかないと」

リトリートでは普段の日常と違い、**何かを「する」ではなく、何かを「しない」と引いていく考え方**も必要です。いつも「何かをしていないといけない」という強迫観念が、今の世の中にはある気がしてなりません。

休日くらいは「何かをしないといけない」気持ちから離れてみてはいかがでしょう？

1日全部ではなくても、たとえば1泊リトリートに出たとして、初日の午前中は2時間山歩きをするけれど、お昼を食べて宿にチェックインしてからは、**予定を入れておかない**

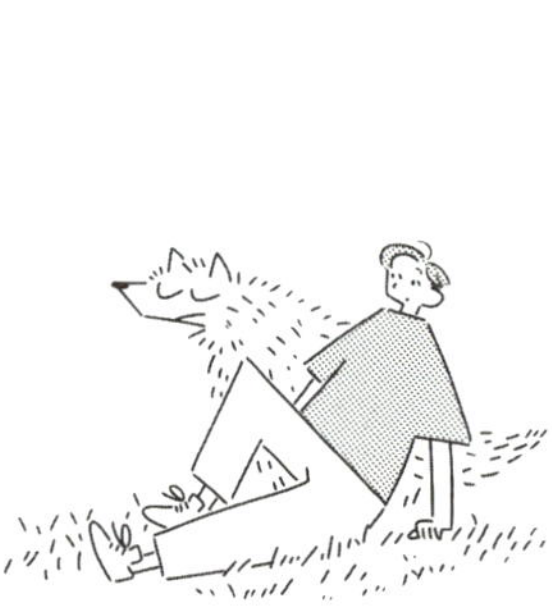

「余白の時間」を取ってみるのです。

予定が入っていなければ、当然、心に余裕が生まれます。本を読んだり、泊まる場所が温泉宿なら温泉に入ったり、外を散歩したり、物思いにふけったり、思いのままに過ごすことができます。

私の経験によると、入念に下調べした「やることリスト」よりも、現地で得たインスピレーションや導きのような流れに身を任せることで、より深いリトリートができるように思います。

特に予定を入れずに、宿のラウンジで本棚に置いてあった本を手に取る。読み進めていたら、今の自分にとって響くメッセージが書いてあった。フロントに置いてあった周辺散歩マップを手に取り、周辺を歩いていたら見たことのない花を見つけて、Googleレンズで調べてみた。他にも花を見ていた人がいたので、話しかけてみると同郷の人で思わず話が弾んだ。

こんな時間こそ、自分が好きなこと、今の自分に必要なことに気づける、自分と向き合う静かな時間であり、本当の意味で有意義な時間です。

リトリートのいいところ その5

近所に日帰りなら予約も不要

「事前に予約するのが苦手」

「急に気が変わるかもしれないし……」

あまり遠出しないリトリートであれば、近場で予約不要の「プチ・リトリート」はどうでしょうか？

さすがにホテルや旅館など宿泊を伴うリトリートであれば、予約は必要ですが、**予約をして行くところがすべてではありません**。要は「転地」により、自分の鎧を脱いでリフレッシュできれば、それで十分なのです。

散歩でもよいですし、自転車があればサイクリングになり、車があればドライブになり

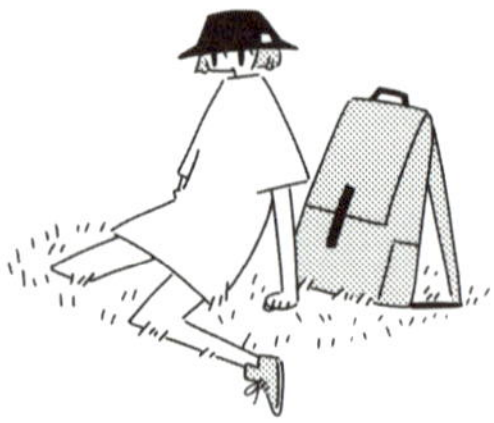

ます。近くの小高い山を散策するならハイキングになるでしょうか？ リトリートの目的を持って出発するのであれば、転地をした時点で、その行為はリトリートと言えるでしょう。

事前に予約をしていなければ、「気が変わって行きたくなくなった」「他の用事で行けなくなった」など、予約が履行できなくなったときもストレスを感じずに済みます。**誰とも何の約束もしていませんし、すべてが、あなたの自由です**。

自然はずっとそこにあり、どこかに逃げていったりしません。山も川も海も、行きたいときに、行きたいところに、いたい時間だけいて、気ままに過ごせる。ありのままの自分でいられるのがリトリートのいいところです。

宿の予約や航空券の手配など、社会的な約束を誰ともしない範囲のリトリート。もしかしたら、こちらのほうが「ヒト」に戻りやすいかもしれません。

ふらっと気ままにリトリートを楽しみたい人は、近くの公園や、日帰りで行けるハイキングコース、落ち着ける河川敷や駐車場のある浜辺など、予約なしでも行ける自分だけのリトリートスポットを、日頃から見つけておくとよいと思います。

リトリートの
いいところ
その
6

お金があってもなくても楽しめる

「低予算でも行ける？」
「そんなにキラキラした旅じゃなくていいんだけど」

リトリートに予算は関係ありません。お金があってもなくても工夫して楽しむことができます。

予算が潤沢にあって高級リゾートホテルにリトリートに行く人もいれば、給料日前で予算ゼロだけれど近場の山に一人静かにリトリートに行くという人もいるのです。

リトリートの本質は予算感ではないと私は思っています。どのような経済状況であれ、自分が自然の中に分け入り、自然と一体化して癒されることに変わりはありません。

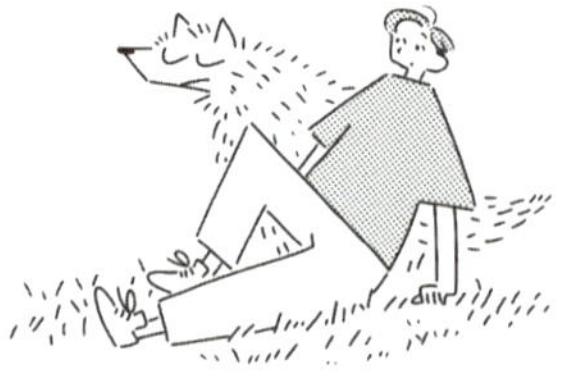

もちろん、高級リゾートホテルのリトリートコースなら、至れり尽くせりのサービスが受けられるでしょう。ですが、予定を詰め込みすぎて自分と向き合う時間も取らない、行った先の自然や土地と自分からつながることもしない、そんな旅ではリトリートとは名ばかりで、今までの旅行と何ら変わりはありません。

反対に、リトリート目的であれば、自分の工夫次第でできる、お金のかからない方法もたくさんあるわけで、**リトリートとは施設の名前やプランの豪華さではなく、リトリートを行なう本人のスタンス次第です。**

それこそ、近くの野山を歩くリトリートであれば、必要なのは、昼食代と交通費くらい。自分でおにぎりを握ってお茶を持参する「遠足」のようなスタイルであれば、超低コストです。しかも適度に体を動かすので、何を食べても本当に美味しいのです。

これから長くリトリートを楽しみたいなら、普段使いのリトリートから、ご褒美のリトリートまで、さまざまなスタイルを体験してみるといいでしょう。そのときどきの予算に合わせて楽しむことができれば、まさにリトリートの達人というわけです。

リトリートのいいところ その7

アウトドアが苦手なら、室内型リトリートもあり

「私、虫とか苦手なんですよね」
「体力はゼロ。筋金入りのインドア派なんですけど……」

第1章でお伝えしたように、リトリートには「隠れ家」の意味もあります。

今までは「都会から離れた屋外で豊かな自然の中で過ごす」といったイメージが強かったリトリートですが、最近では**「宿坊やホテルの屋内でゆったり過ごす」**といったインドア型のものも増えています。

私が関わっているのは前者の自然豊かな場所でのリトリートですが、リトリートの進化、発展には天井がありません。近年では、スーパー銭湯やプライベートサウナ、または

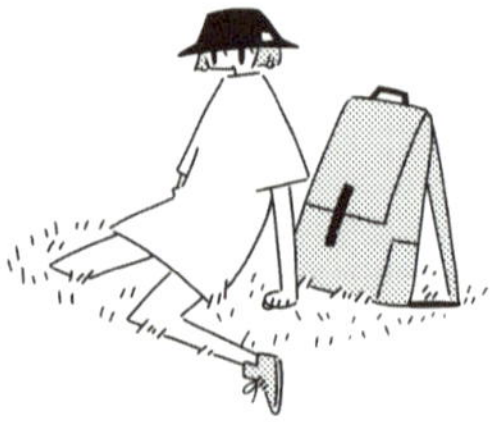

サロンタイプの都市型リトリートもどんどんできてきています。

これらの新しいリトリートの流れは、インドア派には吉報と言えるでしょう。「アウトドアが苦手」「とにかくじっと部屋に引き込もっていたい」そんな人にも、まずはどんな形であれリトリートを体験し、その良さを実感してほしいと私は思っています。

都会の旅館やホテルでも温泉三昧、エステやマッサージなどの癒し三昧、社会から隔離された「隠れ家」で読書三昧、書く瞑想でひたすら今の気持ちをライティングしてスッキリするのもよいでしょう。

瞑想やヨガを取り入れてもよし、ファスティングに挑戦するもよし、スマホの電源を落としてデジタル・デトックス、何もしないでゆっくり過ごす、などなど、興味のあるものなら何でも試してみましょう。

ヒトは自然の一部です。**外にも自然がありますが、自分の中にも自然があります**。深い呼吸を意識して、自分の中にある穏やかさを感じてみましょう。

自分の中から湧き出る気持ち、感じている心地良さ、自分の中から泉のように湧き出る「自然」を感じてみてください。

リトリートのいいところ その8

1分から泊まりまで、やり方は無限大

「忙しくてなかなか時間が取れない」
「今すぐできる方法が知りたい」

とはいえ、いざリトリートを始めたくても、なかなか時間が取れない。そもそも、どこに出かけて何をすればいいのかわからない。そんな人も多いでしょう。

初めてのリトリートをどうすればよいか？ 今すぐ始めたいなら、次の3つからやりやすいものを選んでみるとよいでしょう。

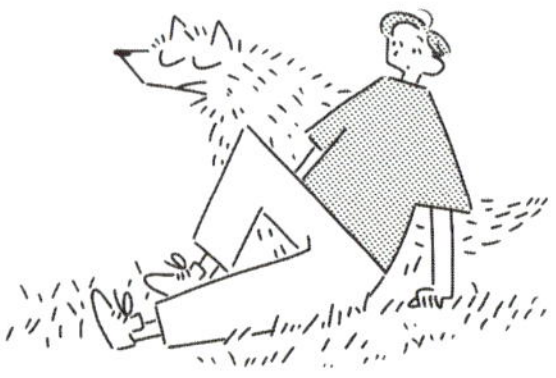

① リトリート施設で宿泊プランを体験

いつもの旅行をリトリートに変えるだけです。自然とのつながりを感じられそうな施設の、**1泊2日のリトリートプラン**（ホテルや旅館などの宿泊プラン）などに申し込んでみてください。

プランとしてではなく「宿そのもの」がリトリート施設になっているところもあります。最近では「ウェルネス」という言葉が流行り出していますから、リトリートとは呼ばずウェルネスリゾートやウェルネスホテルなどの名前がついている場合もありますが、基本的には目的は同じ、私たちの心身を癒してくれる施設です。

そのような施設に泊まりに行けば、自分でリトリートの方法について詳しく調べなくても、宿側がうまく誘導してくれます。

リトリート施設では、インドア中心のものからアウトドア中心のものまでさまざまなアクティビティがあります。どれがピンとくるかは、あなた次第ですが、どこかで自然とのつながりが感じられる内容がよいでしょう。

屋内でのワークショップ中心のリトリートなら、朝夕などのご自身のフリータイムに、周辺を散歩したり、瞑想したりしながら「自分だけの時間」も取れるように工夫したいものです。

② 日帰りで自然の中に出かけてみる

①のパッケージプランに申し込むのが簡単ですが、若干「受け身」な印象があります。やはり、リトリートに慣れてきたら自分で自分を癒せる、いつでも鎧を脱いでヒトに戻れる、そんな境地を目指したいものです。

また、これができるようになったら、どんなリトリートプランに申し込んでも、どんなリトリート施設に宿泊しても、自分のフリータイムが確保できる限り、その時間を使って旅先の自然と一体化することができるでしょう。

リトリートとは、宿の名前でもなければ、施設名でもない新しい旅のスタイルです。行き先は自然の中が基本ですが、目的は自分自身が自然に還る旅、つまりは「新しい自分」や「ありのままの自分」が本当の目的地です。

近場でいつでもセルフケアができるようになる。人とヒトを行き来しながら、人生や仕事、家庭のバランスを生涯にわたって取り続けることができる。ジッパーで着脱可能な「着ぐるみ」のように、いつでも簡単に社会的な鎧を脱いで自然に還ることができる。そのような未来の姿をイメージして、始めてみましょう。

朝早めに出発して夕方帰れば、泊まることなく丸一日自然を体験できます。第3章に、自然の中でのリトリートの方法を紹介しているので、参考にしてください。

③ 日常の中でプチ・リトリートを実践

忙しくて、土日もなかなか自由な時間が取れない。それでも今すぐリトリートの要素を取り入れたい。そんな方は、第4章を参考に、日常の中でのプチ・リトリート（プチリト）を試してみてください。

読者の中には、どうしても忙しく、本書で書いてあることがハードル高く感じる方も、おられるでしょう。本書は、誰一人取り残さず、身近な自然でリフレッシュする方法を書いたつもりです。**仕事の行き帰りや休憩時間に、夜や休日の自宅で、1分でも一瞬でも、リトリートできる方法**を紹介しています。

難しく考えずに、今できることから始めてみる。まずはプチリトで身近に広がる「小さな自然」を見つけてみましょう。目を閉じたときの静けさ、深い呼吸をしたときの安らぎ、自分の中にも自然があることに気づくはずです。日常からなかなか出られない方は、日常の中にあるリトリートからスタートしてみてください。

リトリートで泊まるなら、こんなところ

前項でも、リトリート施設について少し触れましたが、泊まりでリトリートに行くなら、さまざまな宿泊先が考えられます。最後に、それぞれの施設の特徴や種類について紹介して、この章を終えたいと思います。予算や時期、気分に合わせて、自由に選んでみてください。

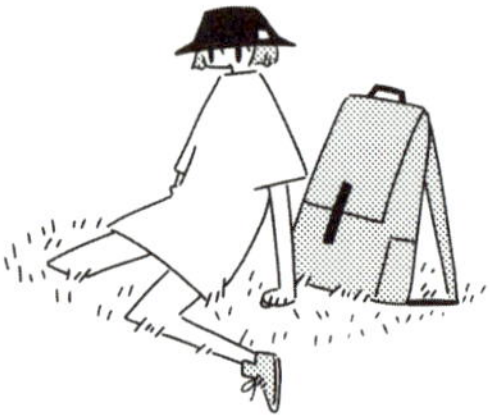

リトリート施設でリトリート

一番スタンダードな方法です。ウェルネスリゾートも同様で、リトリート施設と名乗っていなくてもホテルや旅館の宿泊プランでリトリートを用意している場合もあります。本書ではいろんなリトリート方法をお教えしますが、**まずは基本を押さえておく意味で一度経験するのがおすすめ**です。

とはいえ、リトリート施設の多くは都市から離れた場所にあり、予算もそれなりにかかることから、こちらが難しければ第3章、第4章を参考に、自分で始めてみてください。

温泉でリトリート

昔から続いているベーシックな湯治法もありますが、最近では新・湯治と呼ばれる、アクティビティや地域の食とも結びついた、さまざまな湯治法があります。

肉体労働が中心だった昔は、とにかく体を休ませることが大切で、繰り返しの入浴が基本でしたが、今はパソコン作業などで体は疲れていないけれども脳が疲れている「いびつな状態」です。**適度に体を動かし、何かに集中しているうちに脳が休まる**、そのような湯治プログラムに参加してみるのもおすすめです。

グランピング施設でリトリート

グランピングとはグラマラス（優雅）なキャンピングのこと。**キャンプの一種ですが、ホテル旅館なみの設備が整っています**。グラマラス（優雅な）なぶん、少しお金はかかりますが、キャンプを経験したいけれどハードルが高いという方にはおすすめです。テントやコテージに泊まり、食事もバーベキューなど、形こそキャンプですが、施設のほうですべて準備してくれます。知識ゼロでも手ぶらで出かけてアウトドアを満喫できます。

キャンプでリトリート

キャンプ経験がある、道具を持っている、などのアウトドア好きの方におすすめです。リトリートを目的としたキャンプですから、設備の整ったデラックスなキャンプ場に行く必要はありません。それよりも**できるだけ自然に触れられるキャンプ場を選びましょう**。まだ奥地のキャンプ場でキャンプをするのが怖い方は、集落に近いキャンプ場から慣らしていくか、前述のグランピングがおすすめです。

宿坊でリトリート

宿坊は仏教寺院や神社などにある、伝統的な宿泊施設です。本来は、僧侶や参拝者などを泊める目的のものでしたが、現代では観光客が泊まれるところもあります。事前に申し込めば、誰でも気軽に坐禅や写経、滝行などの修行体験ができたり、精進料理や断食（ファスティング）などを体験できたりします。

「宿坊にリトリートに行く」というより、宿坊自体がリトリート施設そのものであり、**私たちの行っているリトリートの大先輩**といったところでしょう。

ビジネスホテルでリトリート

自分ですべてのリトリートを行なえる方向けです。ビジネスホテル自体は、リトリートを目的とした施設ではないため、あくまで宿泊としてのみの利用です。瞑想やマインドフルネス、自然と触れ合うアクティビティなどをすべて自力で行なう必要があります。メリットとしては**リトリート施設と比べて格安なことやチェックインが遅くてもよいこと**でしょう。金曜日の夜に出発してビジネスホテルに泊まって、土曜日は目いっぱい自分のリトリート、こんな奥の手も使えます。

古民家でリトリート

最近の古民家ブームで、いろんな古民家宿が世の中には誕生しています。宿泊が時間、予算的に難しければ、古民家カフェやレストランでも構いません。**隠れ家としてのリトリートを満喫できます**。

古い梁、桁、囲炉裏や土間など、古民家にはさまざまな昔ながらの自然素材が使われており、自然素材の程よい風合いが、私たちの心と体を癒してくれます。

集落でリトリート

「一人静かに自分を見つめ、自然の中で癒される」。そんなオーソドックスなリトリートが苦手な方は、田舎暮らし体験ツアーなど、集落の中に入り込むリトリートもおすすめです。**自分の日々の仕事や暮らしとは全く別の場所での「暮らし」や「コミュニティ」を体験する**ことで、非日常の経験ができます。

今では全国各地、さまざまなエリアで「地域おこし協力隊」の人や、地域活性化を志す人たちの間で、地域の拠点となるゲストハウスや民泊施設などを整備している場合があります。ワーケーション（リモートなどで働きながら現地に滞在する）やコワーキング（時間貸し事務所のような場所）を整備しているところもあるので、お気に入りの地域を探してみてください。

ゲストハウスでリトリート

ゲストハウスとは主に旅人が集う、相部屋タイプの簡素な宿です。たいていは、ダイニングなどの共有スペースがあり、宿泊者同士の旅の情報交換などの交流が生まれます。あなたもリトリートで「ありのままの自分に還る旅」「自然の一部に戻る旅」の最中だと言って、居合わせた旅人たちと語らってみてください。

ゲストハウスでは、**誰もがフラットで、社会的な立場「人」を手放しやすい環境**にあります。誰がどんな社会的な立場にいるか、全く関係のない「ヒト」としての交流を楽しみましょう。きっと、ヒトの多様性に気づくと思います。人物多様性は、自然界の生物多様性そのもの。他者との交流の中から、自分の特徴が見えてくるかもしれません。あとは純粋に旅人たちと乾杯してリフレッシュしてください！

民宿でリトリート

ゲストハウスへのリトリート同様、「人」の鎧を脱ぎやすい場所のひとつです。格式高い「リゾートホテル」、格式高い「高級旅館」は多々あっても、格式高い「民宿」は、あまり耳にしません。社会的なステータスを忘れて、自然豊かな民宿に宿泊するのもリトリートの方法のひとつです。

あなたのステータスは、民宿のおばちゃんには何も伝わりません。**威張る理由もありません**し、**威張れません**。食事、お風呂、就寝など、家族的経営の温かさに触れながら、ヒトとしての旅を楽しんでみましょう。

第3章

自然と「つながる」ことで「ととのう」リトリート

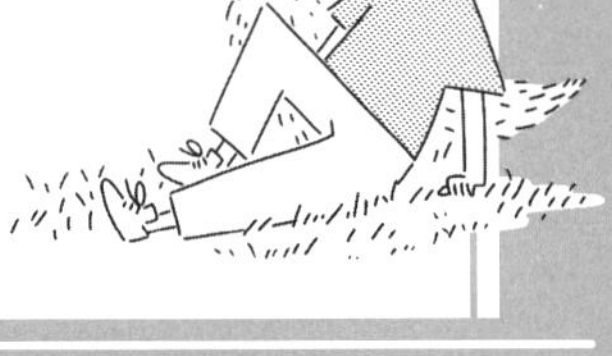

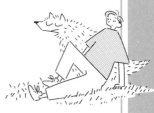

いつもの場所から離れて、自然の中へ

ここまで読んでみて、リトリートとはどんなものか、その目的や特徴、利点など、概ねおわかりいただけたのではないかと思います。そしていよいよ、本章からは、その具体的な方法を紹介していきます。

冒頭でも述べましたが、リトリートとは**「人がヒトに戻る旅」**です。

私たちは「社会の一部」として、日々、何かしらの責任を負い、何かの組織に所属しながら日々を過ごしています。その枠組みから、一時的に離れ（リトリートし）、社会の一部「人」から、自然の一部「ヒト」になる時間を取る。そうすることで、体を癒し、心を整え、充実した日常に再び戻っていけるのです。

リトリートで大事なのは、ありのままの自分に戻ること。仕事、家庭、人間関係、抱え

ている重荷をすべて日常に置いて、リトリート（転地療法）に出るのです。こんなとき一番手っ取り早いのが、自然の中に出かけること、自然とつながること、なのです。何をするわけでもなく、自然の中でのびのび過ごしてみる。森を散歩してみたり、温泉に浸かってみたり、その土地の作物を食べてみたり――**生き物の「ヒト」としての何気ない営みを通じて、ありのままの自分が見えてきます**。

自分を窮屈にしていた、さまざまな考えが頭から離れ、忘れかけていた欲求や衝動、直感、発想、集中、好奇心など、自分に本来備わっている「感覚」が蘇ってくるでしょう。

あなたが一番好きなことで、一番好きな場所で「人からヒトに戻る旅」を人生に取り入れてみてください。きっと、あなたの現在地とゴールを明確にし、仕事のパフォーマンスもぐんと向上、プライベートも充実。リトリートの習慣はあなたの人生に大きな喜びや豊かさをもたらすはずです。

なお、ここでは個人で行なうセルフ・リトリートの方法を紹介しています。専門性や娯楽性の高いアクティビティについては、別途プランなどへの参加をおすすめします。

自然とつながる

ぼーっと過ごす

1 大地に寝転んでみる

自然豊かな場所に足を運び、ただ横になってみてください。自然の中に身を置いているうちに、風上から流れてくるかすかな花の香りが気になって見に行ってみる。花を発見したら蜜を吸ってみる。その花が、どんな昆虫や生き物とつながっているかが気になり出して……と、「ヒト」としての行動が生まれてきます。

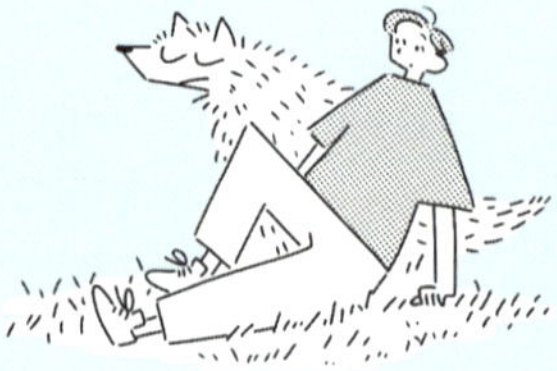

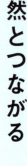

2 椅子に座ってまったり

最近では、アウトドア用の折り畳み椅子を持って、気軽に屋外で過ごす「チェアリング」が人気です。野山に限らず、近所の公園や海辺、川辺など、ご自身のお気に入りの場所を見つけてみましょう。何をするわけでもなく、自然の中でまったり過ごす楽しさを味わいます。

3 裸足で地面を歩く

野山はもちろんのこと、海や川など、できるだけ自然の土や砂利など足の裏で大地を感じられる場所を選び、裸足で地球を感じてみてください。夏は熱く、冬は冷たい。ちょうど気持ち良いと感じる時期もあるでしょう。足の裏は天然の大地を感じるセンサー、裸足で自然を感じてみます。

4 昼寝をする

家でする昼寝と違い、自然の中での「うたた寝」です。快適で安全な場所を探して、うとうとする気持ち良さを感じましょう。チェアリングと組み合わせたり、レジャーシートやヨガマットの上に悠々と寝転んでみたり、そのまま心地良い余韻に包まれて、いろいろ試してみましょう。

5 日光浴で幸せ

夏場は紫外線が気になるので、秋から初春にかけてがおすすめです。太陽の温熱を全身で感じてみます。ポカポカと体が温まると同時に、心も穏やかな気持ちになってくるのを感じます。風が穏やかな晴れた日に楽しんでみましょう。

6 のんびり読書

自然の中でのんびり読書を楽しみます。チェアリングと組み合わせたり、公園の日陰に寝転んだり、好きな本を好きなシチュエーションで読んでみましょう。虫除けスプレーや蚊取り線香をうまく使って、虫刺されだけは気をつけてくださいね。

7 お弁当とお茶

いわゆる「ピクニック」です。ピクニックシートを敷いて、といったオーソドックスなスタイルでなくてもOK。自然の中で、どこでも気軽に楽しんでみましょう。外で食べるお弁当は最高です。電車で車窓を眺めながらの駅弁などもいいですね。

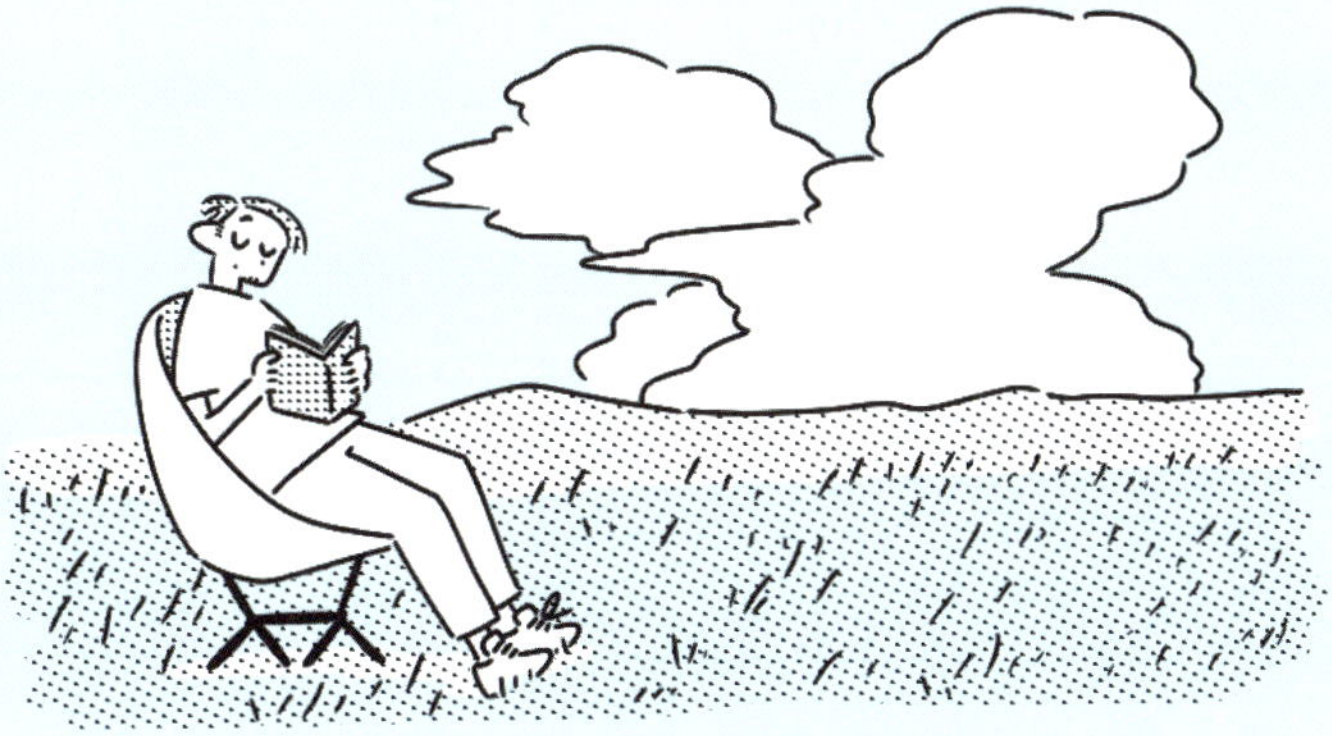

人とつながる

8 一人でのびのび過ごす

自分と向き合うのがリトリートの基本。自然の中に一人でいると、自分の中からいろんな感覚が湧き起こります。ふと仕事のことが気になってもＯＫ。それはそれで味わいながら、人との摩擦がない時間を楽しみましょう。

9 その場に居合わせた人と話す

肩書や立場とは関係ないフラットな状況で、誰かと言葉を交わすのもおすすめです。利害関係のない第三者と話すからこそ、たわいもない話に花が咲くこともあります。それがヒトとヒトの交流ではないでしょうか。昔の湯治場ではよくあった風景です。山道で、サウナで、宿で、ふと袖振り合った人と話してみましょう。

10 地元の人、宿の人と話す

少し遠出したときは、地元の人や宿の人に話を聞いてみましょう。ガイドブックに載っていない地元ならではの歴史を感じられる場所や、美味しい店、地域の特徴など、普段は得ることができない、土地との「つながり」を感じてみましょう。

リトリート中は転地によって自分を客観的に知る機会です。人と「話す」ことは、日常から自分を「離す」ことであり、自分を社会から自由に「放す」時間です。出先では思いっきり解放した自分に戻りましょう。

11 子供と遊ぶ

子供が一番、自然のままの姿「ヒト」に近い存在です。子供がいる人も、いない人も、子供と遊ぶことは、新鮮な気持ちを取り戻すきっかけになります。「なんで？」と素直に疑問を持つ感性や、身の回りにあるものを使って工夫して創作する創造性を、自然物の先輩「子供」から学んでみましょう。

12

友人と一緒に

「やっぱり旅は道連れでしょ！」と誰かとワイワイするのが好きな人は、気のおけない友人と一緒にリトリートがおすすめです。ありきたりのレジャー施設ではなく、有名観光地でもない場所にこそ、自然とつながり、友人とさらに深くつながるきっかけがあるはずです。

13

家族と一緒に

環境を変えてみることで、随分と気分は変わってくるものです。日常に追われる我が家からリトリートして、家族の絆をつなぎ直す機会を作ってみてはいかがですか？　何もネット情報やガイドブック片手に、有名どころに行く必要はありません。

自然の中に自分たちを置くこと。ただそれだけで、いろんなコミュニケーションの機会になります。昼は宿の人に教わった近くの散策路を散歩して、夜は温泉に食事、焚き火を囲みながら満天の星を眺める。何もないけど、何でもある。そんな充実したひと時を過ごせること間違いなしです。

自然を観察する

14 スマホは大いに活用

私から提案があります！　それは、スマホの徹底活用です。動画や画像を撮ったり、Googleレンズで知らない動植物を調べたり、今いる位置情報を調べたり、スマートフォンの語源であるスマート（賢い）な機能はリトリート中に大いに活用すべきです。むしろ使いこなすことで自然とのつながりを増すことができます。

デジタル・デトックスも大切ですが、私がおすすめしたいのは、スマホの「ホ」断ちです。フォン（略してホ）の部分、通話やSNS、ネットニュースなどの社会との「つながり」は、いま・ここ、から意識を遠ざけるものであり、リトリートの意味が薄れます。スマートな部分は、とことん使いこなし、ホの部分は断つ。これがリトリートを満喫する人の〝新〟デジタル・デトックスです。

15 虫眼鏡で見る

ルーペで拡大することで、自然はまた違った姿を私たちに見せてくれます。花の微細な模様や葉の葉脈、虫の光沢のある羽など、自然の中は拡大して楽しめるものがいっぱいです。低倍率でも構わないなら、スマホで代用することもできます。私のおすすめは朝露の水滴をスマホで拡大して撮ること。キラキラしてとても綺麗ですよ。

16 双眼鏡で見る

8倍程度の双眼鏡をおすすめします。自然の中で鳥の声が聴こえたら、双眼鏡を使ってそちらを観察してみる。夜の星空も8倍程度あれば十分よく見えます。オリオン座の中にある小三ツ星、かに座の中にある「かにみそ」などを探してみましょう。

17 スマホで調べる

最近のスマホは、Googleレンズや、植物判定アプリなど、かざすだけで調べてくれる便利な機能が充実しています。見知らぬ花、植物、虫など、どんどん調べてみましょう。さらに、それらが他の何とつながっているかを調べていくことで、自然同士のつながり、大きな自然界の循環に気づきます。さらには、その循環の中に自分も入っていることに、きっと気づくと思います。

18 星座を調べる

最近では、星空にかざすだけで星座を教えてくれるアプリもあります。星座は同じ時期に同じ場所に出てきます。だからこそ七夕物語の織姫と彦星や、ギリシア神話のさまざまな星空の物語なども今の時代にまで語り継がれているのです。慣れてくると、アプリを使わなくても毎年同じ時期に現れる星座を見ては、季節の移ろいを感じられるようになります。そうなれば、いよいよあなたもリトリートの達人です。

19 写真を撮る

せっかくなので、自然の中では見つけたものを写真で撮っておきましょう。ここでポイントなのは、SNSなどで「人に見せるため」に撮るのではなく、自分のために撮ることです。人に見せるために必死になって「映える」画像を撮ることに専念していたのでは、リトリートの意味から遠ざかること間違いなしです。

誰に見せるわけでもなく、美しいと思ったものを撮る、興味深いものを撮る、好きなものを撮る。数年後に見直したときに、改めて自分の好きな世界観が見えてきます。これもリトリートで大事な「内面の気づき」のひとつです。

20 動画を撮る

浜辺に打ち寄せる波の美しさ、清流の流れる青く澄んだ水、動きのある音や風景は、動画で撮っておくのもおすすめです。そうして街に戻ったときに、いつでもその動画を再生できるようにしておきます。そうです、都会のオアシスは自分で作ることもできるのです。

風や空とつながる

21 風の匂いを嗅ぐ

街から離れて、電車や車から降りたときに、まず「その土地の匂い」を感じてみましょう。風からその場所ならではの香りが運ばれてきているのに気づくはずです。谷あいなら少し湿気のある川の匂い、海辺なら潮の香り、夏のモワッとした匂い、四季の花の香りが運ばれてきていることも多いです。

22 肌で風向きを感じる

小高い丘に登り、頬をなでる上昇気流を感じてみましょう。標高の高い山でなくても、近くの公園やハイキングロードなどでも感じることができます。このような場所には展望台が用意されていることもあります。冬の北風ではなく、春から夏にかけての南風がおすすめです。少し身を乗り出し（柵に寄りかかったりしないでください）、全身で下から吹いてくる風を受け止めると、船首で羽ばたく、映画『タイタニック』の名シーンが体感できます。

23 広い空を眺める

せっかくなので、空が見渡せる広い空間に出てみましょう。都会のビルに囲まれた日常からリトリートして、大自然の中で広い空を眺めます。風を感じたり、物思いにふけったり、何をしても自由です。広い空を眺めていると、いつもと違った広い心と自由な発想が出てくるかもしれません。

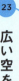

24 流れる雲を観察する

よく見ると、地表の風向きと雲の流れる方向が違うときがあります。下の雲と上の雲の二層になっていて、上下で風の向きが違う場合も。空は広く、雲は空気が対流していて一定ではないことを教えてくれます。

夏の入道雲、秋のうろこ雲、季節によっても雲には特徴があります、低気圧が近づいてきたときは南風、通り過ぎると北風に変わる、など、雲に興味を持つと大気は地球全体を対流していることに気づきます。チェアリングと組み合わせてもよいですね。

25

日の入を楽しむ

夕方、日が落ちるまではもちろん、日が落ちてからの空の美しさも堪能してみてください。

マジックアワーは日没後すぐの時間のこと。できれば、この日没から約30分の「夜のとばり」、徐々に暗くなってくる空の色の変化も楽

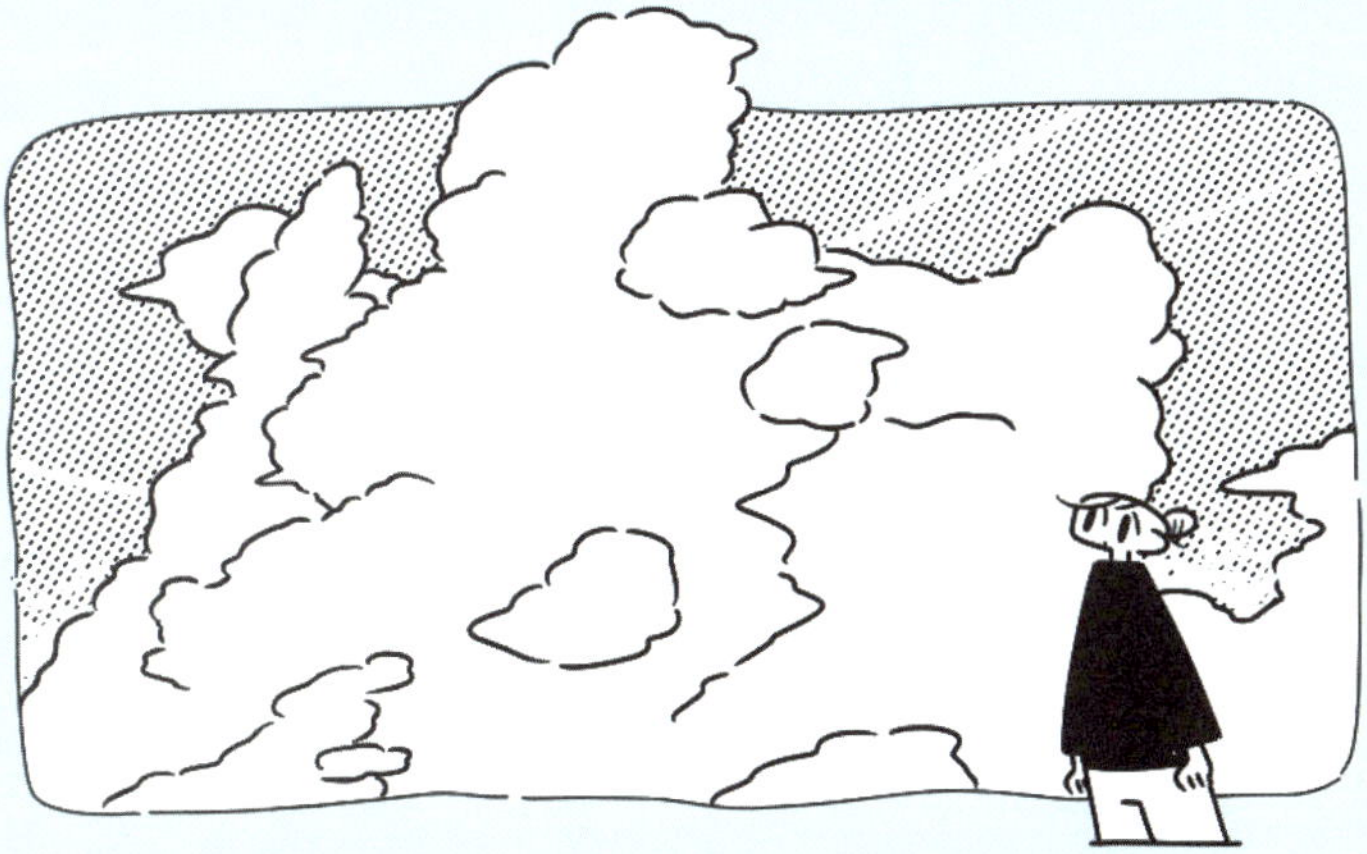

しんでみましょう。日が落ちる前は気づかなかった細い細い月が出ていることを発見したり、数分目を離しただけで新しい星が出てきていたり。ゆったりとした気分で眺めてみてください。

26 日の出を楽しむ

新年のご来光が有名ですが、年間を通して日の出は楽しむことができます。東の方角が開けた場所ならどこでも、海などもおすすめです。海なら漁船が出航するシーンも見られるかもしれません。

私のおすすめは、夏に日の出の3時間前から東の空を眺め続けることです。東の空からオリオン座などの冬の星座が出てきて、日の出の光に消されていきます。夏は冬の星座が日中に出ていることに気づきます。必ず季節はめぐる、そんなことを風情として感じさせてくれる瞬間です。

生き物とつながる

森とつながる

27 森林浴で生き返る

「できたての酸素」でリフレッシュできる森林浴。最近では、植物が出す化学成分、フィトンチッドによるリラックス効果が解明されつつあります。また、森林は街で使う機会が乏しく、鈍感になった「錆びついた五感」を取り戻すには何よりの環境です。

耳を澄ませば森での音、鳥のさえずりや、風で木の葉と木の葉が擦れる音。鼻をクンクンとすれば甘い蜜を出している植物の香り、草花の青い香り、土の匂い。大地を直接触っ

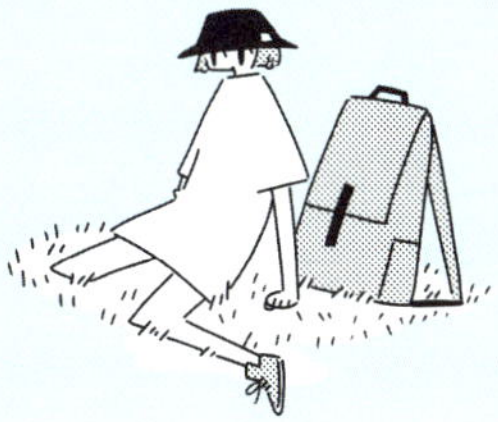

てみてもよいでしょう。食べられる木の実をかじってみて、強烈な酸味を感じてみるなど、日頃では味わえない感覚を呼び覚ましましょう。

28 真下から木を眺める

木の真下にヨガマットやシートを敷いて、真下から真上を眺めてみます。あら不思議、下から見た木は非常にダイナミックな姿をしています。木の枝の広がりは、「水平位」から見た木とは随分と違って見えます。

もしかして木にとって「前」とは、頭上のことかもしれません。木は人間と違った空間軸に生きている、そんなことを思わせてくれる体験です。枝が落ちてくるので風の強い日は止めておきましょう。虫の少ない冬場におすすめです。

29 芽吹いたばかりの木を見つける

大木の下に、その植物の「芽」が生えているのを見ると感動します。そうやって次の世代を準備している自然界のたくましさを感じると共に、数百年後の大木も、こうして可愛らしい赤ちゃんの時期があったと思うと、植物の時間的なスケールの大きさを感じます。

こうして、私たち人間の尺度を超えた「時間軸」を感じることは、私たちの日常の尺度を超えて考えさせてくれる、とてもよい機会です。

30 いろいろな鳥の声を聴く

いわゆるバードウォッチングですが、双眼鏡は使わず、鳥の「さえずり」に焦点を当て、音として鳥の鳴き声を楽しむこともできます。「バードヒアリング」といったところでしょうか。鳥が重なるようにさえずったり、けたたましく鳴いたりなど、状況に合わせて鳴き方を変えているのがわかります。

31 オンシーズンを楽しむ

春の桜や秋の紅葉。同じ地域でも標高や日当たりが違えば、それらの時期はずれます。

より標高の高い山地に行けば、その変化は顕著です。季節の変化の達人になってきたら、場所を変えて花見を二度楽しむ、紅葉を二度楽しむなどの「ワザ」を使うこともできます。私もクチナシの香りを二度楽しんだり、クワの実などを長いスパンでかじったり、いろいろ季節の変化と時期のずれを楽しんでいます。

32

オフシーズンも楽しむ

私たちは桜の開花など、その植物の「限られた時期」に注目しがちですが、それ以外の時期にも、その植物はたくましく生きています。

たとえば、桜が散った後は、ちゃんとサクランボがついてきます。食用ではないので食べることはないですが、オフシーズンにも、さまざまな営みがあることを森は教えてくれます。紅葉で有名なスポットに紅葉以外の時期に訪れたらどうだろうか？　新緑の頃に行った場所に、冬に行ってみると？　特別な時期ではない、なんでもない森の日常を楽しんでみてください。

木とつながる

33 葉の匂いを嗅ぐ

木の葉の匂いを嗅いでみましょう、クロモジのように良い香りがするものは、興味を持って樹種が判別できるように下調べしておくのもよいです。ローズマリーのようにウッディな香り、柑橘系を思わせる酸味のある香り、葉の個性もさまざまです。いろんな葉の匂いを嗅いでみましょう。

34 木の種類を知る

木と触れ合うことに慣れてくると、木の種類もわかるようになってきます。都会にも街路樹としてあるクスノキやイチョウなどは、気になってすぐに目につくようになります。カブトムシやクワガタがよくいることで有名なクヌギは、コナラと似ていますが、クヌギのほうが樹皮の凹凸がより深いことで判別できます。

また、幹が似ているスギとヒノキは、葉でわかります。スギの葉は千本針のようなトゲトゲなのに対して、ヒノキの葉は手をパーにしたときのような広がりがあり、随分と違います。

興味を持って眺めているうちに、さまざまな木との出会いを楽しめるようになるはずです。

35 かぶれる木に要注意

触れるとかぶれる木もあります。ウルシは真っ先に覚えておきましょう。

また、春から夏にかけては特に毛虫がいる木もあり、刺される場合があります。ツバキにつ

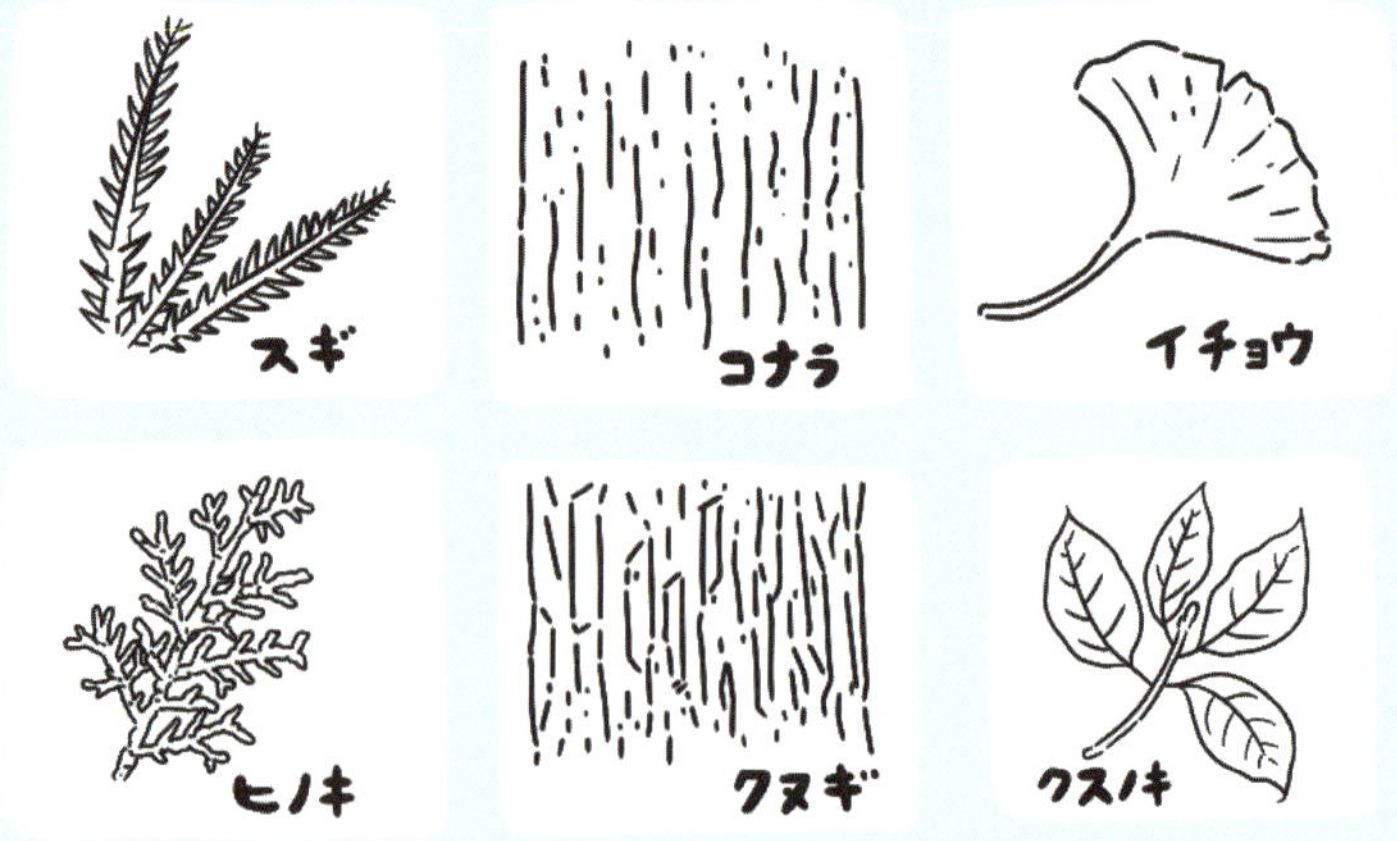

くチャドクガなども要注意です。夏場でも長袖長ズボン、肌の露出を避けた服装で木と触れ合うのがポイントです。

36 食べられる実を見つける

クワの実、ヒメコウゾ、サンショウの実（舌がしびれるので、かじりすぎ注意）など、食べられる木の実をかじってみましょう。最初は詳しい人に習ってからが安全です。その他、アケビ、ザクロ、などなど、四季によってさまざまな食べられる実があります。ぜひご自身の味覚でもって四季をダイレクトに感じてみてください。

37 木の洞《うろ》をのぞいてみる

木に洞があったら、のぞいてみましょう。洞とは木の幹が腐るなどしてできた空間です。その中に水が溜まっていて、カタツムリが休んでいたり、ムカデやゲジゲジなどのちょっとグロテスクな生き物が潜んでいたり。とにかく、洞はひとつの異空間になっています。

勇気を出してのぞいてみてください。

38 帽子のついたどんぐりを拾う

山で帽子つきのどんぐりを拾ってみましょう。都会で落ちているものは、実だけのものが多いですね。山で木の真下などで落ちてくるのをじっと待っていると、「ポトン」と帽子つきの新鮮な落ちたてのどんぐりを拾うことができます。

どんぐりはブナ科のカシやナラに生《な》る木の実で、マテバシイは大きなどんぐりをつけ、クヌギなどは帽子がフサフサしていて見た目にも可愛らしいです。シラカシ、アラカシなど、年の瀬まで落ちている実りの遅いどんぐりもあり、秋はみっちりどんぐり拾いを楽しんでみましょう。

草花とつながる

39 花のリレーを堪能

花は見た目からも、匂いからも四季を私たちに届けてくれる代表格です。厳しい冬の寒さが終わる初春、オオイヌノフグリ、ケキツネノボタンなどが田んぼの畔などに出てきます。そうしたらタンポポも咲いてきます。

花の下の緑の部分が閉じていたらニホンタンポポ、開いていたらセイヨウタンポポ、在来種と外来種の違いを覚えておくのもよいでしょう。初春から香りの強い花、ジンチョウゲ、スイカズラ、テイカカズラ、クチナシと、香りのする花のフラワーリレーで覚えていくのもおすすめです。

40 秋の七草を見つける

秋には万葉集に歌われている「秋の七草」を見つけてみましょう。秋の七草とは、ハギ、ススキ、クズ、カワラナデシコ、オミエナシ、フジバカマ、キキョウの7つの草花のことです。だんだん、夏と冬の二季節になりつつある気がしてならない昨今ですが、こんな地球温暖化のさなかでも、春や秋などの風情は大切にしたいものです。移ろいゆく季節の「もののあはれ」を感じてみましょう。

41

草花の匂いを嗅いでみる

花を見つけたら、眺めて楽しむだけでなく匂いを嗅いでみましょう。その後に蜜を吸ってみるという荒ワザもありますが、吸ってもよい種類か調べてからにしてみてください。花だけでなく、野生化したミントや自生するヨモギやニラ、匂いの強い植物はあるものです。自生するサンショウなどを見つけたら大発見、葉をクシュクシュと手ですり潰すと、揮発性の大変良い香りがしてきます。

42

「ふわふわしたもの」に触れる

タンポポの綿毛、よくリゾート施設の庭などに植えられているソテツも新芽は柔らかいです。エノコログサやススキなどの穂もふわふわして触り心地が良いですね。見た目もユニークです。いろんな植物を見つけて、手触りを楽しんでみてください。

43 体にくっつく種を知る

いわゆる「くっつき虫」です。ペットに大量にくっついていて驚いたことがある方もいらっしゃるかと思いますが、人間もまた同じです。オオオナモミは子供たちのいたずらの代表格、三角の自然界のマジックテープはアレチヌスビトハギ、センダングサは服につきすぎると取りきれないくらいになります。

44 平地にはない山野草を知る

少し山間部に入ると、平地には生えていない山野草を見つけることができます。私も沢登りをしていたら、天然ワサビを見つけてとても感動した記憶があります。高山植物とまではいかなくても山や沢に入れば、カタクリ、エンレイソウ、ショウジョウバカマ、マムシグサ、ダイモンジソウなど、平地ではあまり見かけないさまざまな草花に出会えます。

45 山菜を見つける

フキノトウ、ツクシ、ワラビやゼンマイは、素人でも見つけやすく、春先の野山のあちこちに生えています。山菜摘みの体験に参加してみるのもいいと思います。最初はなかなか見つけられなくても、慣れた人が見つける様子を眺めているうちに、だんだん見つかるようになります。

小さな生き物とつながる

46 美しい虫と出会う

自然界にはとても美しい虫がいます。色、形、すべてが個性的で、どんな優秀なデザイナーも適わないと思わせてくれます。タマムシの色は特に美しく、見慣れてくると飛んでいる姿ですぐにわかります。神さまトンボと呼ばれるハグロトンボはヒラヒラと幽玄に飛び回り、オスのメタリックな胴体の色は格別です。
見たことのない虫を見かけたら、ぜひGoogleレンズで名前を調べてみましょう。日常ではありえない、さまざまな虫たちとの出会いを楽しみましょう。

47
巨大オニヤンマに遭遇

山地まで行かなくても、近くの里山でオニヤンマに遭遇したことはないでしょうか？特別に大きいトンボなので、すぐにわかると思います。とても飛ぶのが速いですが、同じ場所で待っていると、また戻ってくることがあります。カマキリはバッタを捕食するスペシャリスト。バッタをはらわたから食べているシーンは怖いものがありますが、それが自然界のオキテ、彼らのたくましさを感じてみてください。

48
大小さまざまなアリを見つける

郊外のアリは大きい。子供心にそう感じた記憶があります。アリも種類や地域が違えば、色やサイズが違います。日常とは違う場所に行ったら、ぜひ、探してみてください。木の倒木に巣を作っているアリ、虫の死骸を運ぶアリ、大雨の翌日に大急ぎで卵を持って引っ越ししているアリ。さまざまな場面を見ることができます。

49 生き物同士の「つながり」を知る

その生き物が「何とつながっているか？」を観察します。たとえばミツバチは「花」とつながっています。ミツバチは蜜を得て、花は受粉を手伝ってもらっているからです。落ち葉ならダンゴムシが分解して土に戻してくれます。そのような生き物同士の「つながり」を見つけてみましょう。

50 生き物に住んでいる「生き物」とは

動物に住んでいる寄生虫などはかなり気持ち悪いですが、木など、植物に住んでいる生き物もたくさんいます。鳥が巣を作っていたり、ムカデのように住み着いていたり、いろんな生き物が、生き物の周りにはいるので観察して探してみましょう。

51 カブトムシ、クワガタを捕る

クヌギやコナラのある雑木林が捕まえるのにはおすすめです。できれば日中、木の幹から樹液が出てきている場所を見つけておきましょう。そして夜に樹液を吸いに集まってきているところを捕まえます。慣れてくると樹液の甘酸っぱい匂いで虫が集まる木を見つけられるようになってきます。捕まえて観察を終えたら元の場所に逃がしてあげましょう。そうすることで私たちの次の世代も虫捕りを楽しむことができます。

52 抜け殻や皮を拾う

自然から生き物の営みの跡を見つけてみましょう。野山を歩いていると、セミの抜け殻やヘビの皮などが落ちていることがあります。そっと触らないと儚《はかな》く壊れてしまいますが、形はかつての姿そのもの。そこに確かに存在し、懸命に生きている痕跡で生命を感じてみてください。

53 カエルの鳴き声で天候の変化をキャッチ

自然の生き物は天候の変化に敏感です。雨を察知したツバメは低く飛び（虫が低い場所にいるため）、カエルは低気圧の接近を何かしらのセンサーで感じ取って鳴き始めると言われています。カエルが大合唱を始めたら、天気が崩れてくる予兆かもしれません。特に、山では局地的に天候が変化することも多いので、こうした生き物の能力もぜひ活用したいところです。

54 セミの声を聴く

初夏は何と言ってもセミの鳴き声。夏の到来を教えてくれます。早めに出てくるのは、ジーーッと途切れず鳴くニイニイゼミ、抜け殻も夏の前半は小さいです。その後はクマゼミやアブラゼミ、8月の夏の盛りは午前中のミンミンゼミの大合唱が、真夏を感じさせてくれます。山間部では、朝夕はヒグラシのカナカナカナが聴こえてきます。そして夏も後半になるとツクツクボウシですね。

夏の始まりには子供のときのようなワクワクした気持ちを、そして夏の終わりには夏休みが終わってしまう一抹の寂しさを、セミの鳴き声から感じてみませんか？　きっとエネルギッシュだった、子供の頃の記憶を思い出すはずです。

55

秋の虫の声を聴く

夏はカブトムシやバッタ、セミなど虫本体を捕まえるのに対して、秋は「虫の声」を聴き、本体を捕まえることを目的としない違いがあります。

特にコオロギ類の種類はとても多く、祭りの帰り道などに「リーリーリーリーリー」と鳴くツヅレサセコオロギに夏の終わりの風情を感じた方も多いのではないでしょうか？　やがてヒュルヒュルヒュルと鳴くエンマコオロギ、リーンリーンと鳴くスズムシ、チンチロリンと鳴くマツムシなどの大合唱が始まります。秋の虫たちの「屋外フェス」は無料です。ぜひ参加してみましょう。

56

ハチやアブに注意

山中や夏の川遊びなどでは、ハチやアブに注意しましょう。巣には近づかないことです。ハチなどは頭部を刺してくることが多く、夏は帽子を被《かぶ》ることをおすすめします。

川遊びをしているときに、大型のハエのような虫を見たことがないでしょうか？ それがアブです。キャンプ場などで車を停めていても、車を大型の哺乳類だと思って攻撃してくる場合があります。黒の服は避ける、虫よけスプレーをするなど、対策をしておくと安心です。

動物とつながる

57

森の動物に出会う

野生動物と山中で出くわすことは非常に稀で、彼らは人間の気配を感じたら逃げるのが普通です。

サルやイノシシなど、我々の生活圏に近づき、あまり人間を恐れない個体も出てきていますが、こちらからは近づかないほうがよいでしょう。タヌキなども、都会の河原など、案外、近くにいる場合があります。

アナグマやウサギなども、キャンプに行ったりすると、夜に飛び出してくることがありますが、そっと見守るに留めて、彼らの日常を尊重してあげてください。

58 動物の気配に気づく

最近、千葉県では「キョン」という外来種のシカが大発生していて、よく山中から

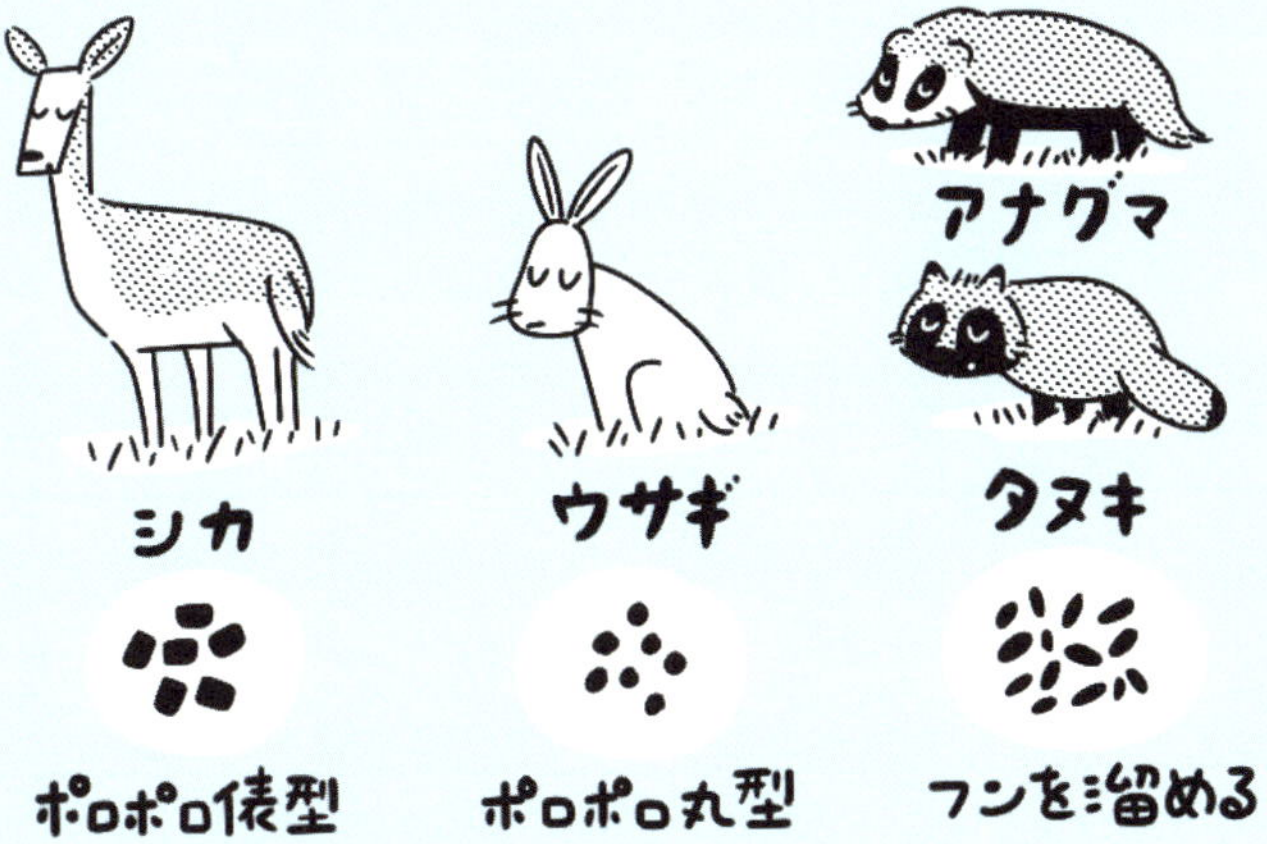
アナグマ
タヌキ
ウサギ
シカ
ポロポロ俵型
ポロポロ丸型
フンを溜める

「ギャーーーッ!!」と人間の叫び声のような鳴き声が聴こえてきます。これはわかりやすい例ですが、他の動物たちも、姿を現さなくてもその「気配」を感じることがあります。

山中の静かなキャンプ場などではガサゴソする音が聴こえてきたり、フクロウの「ホウホウ」が聴こえてくることもあります。フンを見つけたら、落ちている木の枝で突っついて、何を食べている動物か観察してみましょう。シカなどは突っつくまでもなくコロコロしていて見た目でわかることもあります。

59

動物から身を守る

最近はクマが人里に出てきてしまい怖いですね。自然体験やハイキングなどで、こちらから彼らの縄張りに入っていくこともあるでしょう。その際は、クマ除けの鈴や、人間の話し声など、できるだけ「人間の気配」を感じさせておくことが肝心です。バッタリ出会うと、彼らの防衛本能で襲ってくる場合があります。

また、サルなど近づいても人間を恐れない野生動物も出てきています。実際に自然ガイド中にサルと出くわすこともあるのですが、現場のルールとして「近づかない」「キャー!

やワー！などの奇声を上げない」ことを参加者の方々にお知らせしています。

私たちは安全な「動物園」での関係性に慣れすぎていて、野生動物との距離感を間違えることがあります。サルを見かけると「キャー！」と奇声を上げ、スマホを持ってサルの画像を撮ろうと近づいて行ってしまう方もおられます。これではサルが身を守るために攻撃してきてもおかしくないですね。こちらから大声を出して寄っていくのですから。山中で野生動物と遭遇したら、とにかく刺激せず彼らから遠ざかることがポイントです。

60 鳥の姿を観察する

バードウォッチングは、最もポピュラーな自然観察のひとつです。鳥は種類によって人間との距離感が異なり、たとえばツバメやスズメなど、人間の近くに巣を作ったほうが天敵のヘビからヒナを守れるメリットがあって、我々の近くにいる鳥もいます。しかし、多くの鳥は、人間と距離を取るので、姿を見たいのであれば双眼鏡が必須です。

たとえば森の中のウグイスなどは「ホーホケキョ」と鳴き声は聴かせてくれますが、その姿はなかなか見せてくれません。鳴き声が聴こえたら、その方向に双眼鏡を向ける、その習慣をつけてバードウォッチングを楽しんでみましょう。

61 動物に餌を与えない

アウトドアで出会った動物に餌をあげてしまうことは厳禁です。寄ってくると、ついあげてしまいたくなりますが、彼らは自然界の循環の一部。私たち「人」が関与して、その循環を狂わせてしまうと、今度は彼ら自身が困ることになります。

バーベキューの食材などを山中に捨てるなどの行為も同じです。食材の残り物は持ち帰る、また残らないように量を計算しておくなどの配慮が大切です。

水とつながる

水辺でととのう

62

水で身も心も浄化する

リトリートでは「せせらぎ」を大切にしています。絶え間なく流れる酸素たっぷりの流水、淀みのない澄んだ水は、視覚、聴覚、味覚などを通して私たちを心地良い気分にさせてくれます。特に水の流れる音は「1/fゆらぎ」という、ヒトがリラックスする波形が含まれていると言われています。水が淀みなく流れていくように、あなたの心も体も水辺で浄化を促していきましょう。

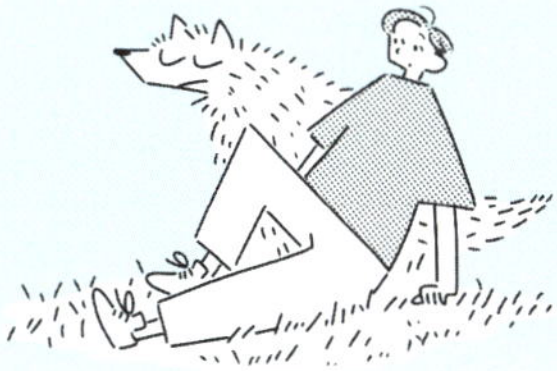

63 小川や清流に足を浸す

清流に足を浸す。この気持ち良さは格別です。さすがに冬は難しいですが、春から初秋にかけて楽しんでみましょう。なお、川は途中から一気に深くなっているところもあるので、注意が必要です。流れの速度にもよりますが、足を浸すのは、ふくらはぎの真ん中くらいまでで十分です。膝までだとバランスを崩す場合もありますから、安全を確保した上で、清流アーシングを楽しんでみましょう。

64 川の流れる音に耳を澄ます

サラサラと流れる清流の音はとても心地良いものです。滝ほどの高低差がなくても、ちょっとした落差があればゴボゴボと、またちょっと音が変わります。淵は静かで、浅瀬は騒がしい。そんな川の流れの特徴もつかんでいくと面白いです。大きな岩を見つけたら、そこにあおむけになってゴロンとするのは、私が一番好きな河原での過ごし方です。

65

河原で水切り

河原では平たい石を探して水切りに挑戦してみましょう。サイドスローで回転を加えながら、水面と平行にして投げる。うまくいくととても楽しいです。お仲間と一緒であれば、競い合っても楽しいですし、川幅が狭いところなら水切りした石が向こう側までいくこともあります。

水切りは上流よりも下流のトロ場と呼ばれる、水面が波立っていない滑らかな場所がやりやすいです。山奥の清流にこだわらず、近くの川辺でも試してみましょう。

66

いろんな石を拾ってみる

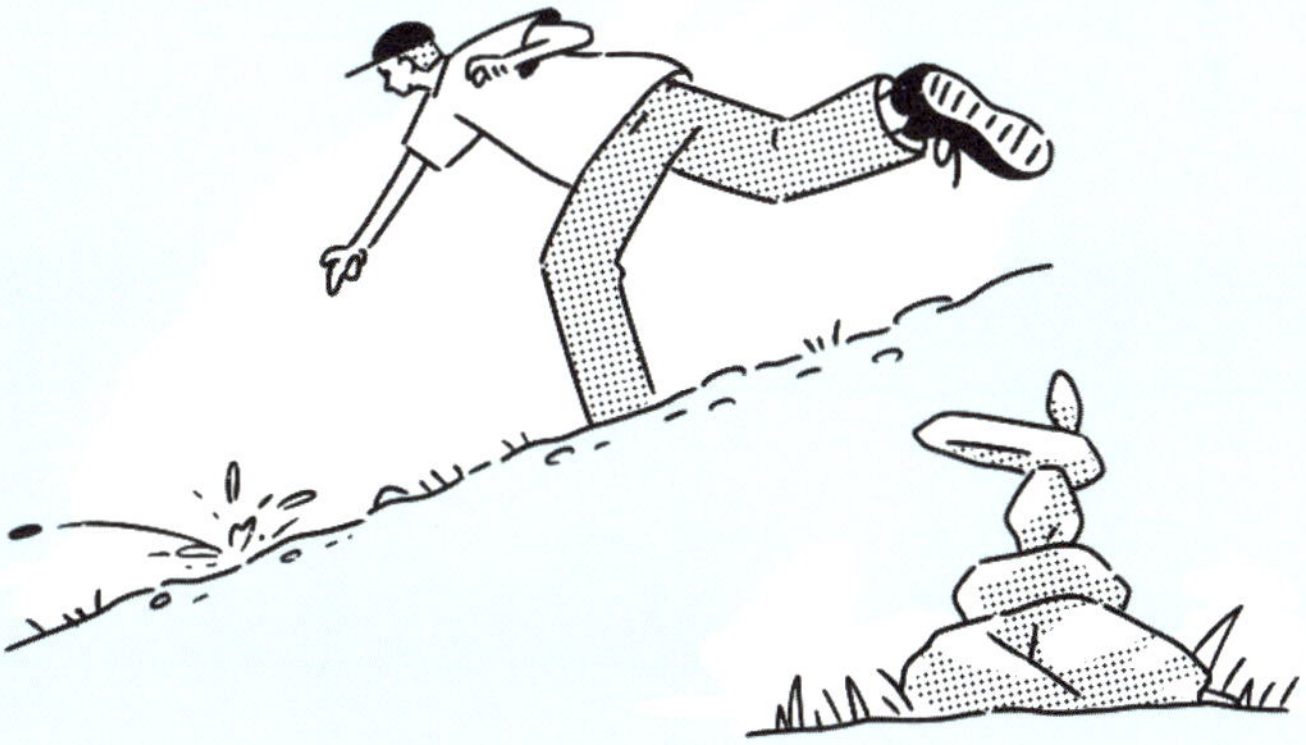

河原にはいろんな石が落ちています。その川の上流の地質を石はよく表していて、上流の山や谷が黒っぽい石なら、下流も黒っぽい石、白っぽい石なら下流も白っぽい石になります。その川、その川の特徴をまずつかんでみましょう。上流は大きく、ごつごつした岩が多く、下流に流されていく過程で角がとれて丸く小さくなってきます。上流と下流の違いも観察してみましょう。いろんな石を拾って色の変化や、形の違いを楽しんでみます。何個積めるかチャレンジしてみるのも楽しいです。

67 深い流れを見つめる

川には「淵」と呼ばれる深い場所があります。青く吸い込まれるような深い淵を見ていると、何か神秘的な感覚を覚えます。少し怖いと感じることもあるでしょう。底まで見えない未知が感じさせてくれる健全な恐怖です。

そんな場所は大きな岩があり、そこから淵に向かって飛び込んでいるシーンをYouTubeなどで見かけます。アクティブな遊びではありますが、リトリート的にはあまりおすすめはしません。それよりも見つめて、見つめて、自分が自然の中に吸い込まれていくような神秘を感じることを優先してみてください。

68

湧き水を飲んでみる

山には飲用可の湧き水もあります。煮沸する必要がなく、そのままでも大丈夫な水なら、その場で飲んでみましょう。深部から採取したミネラル・ウォーターと違い、甘くまろやかな味わいに感じることが多いかと思います。持ち帰って自宅でコーヒーなど淹れてみるのもいいですね。きれいな水が楽しめる環境を、いつまでも守り続けたいものです。

水辺の生き物とつながる

69

小さな生き物を探す

清流に流れ込む、支流と呼ばれる小さな流れや、用水路になっている場所など、ちょっとした場所にも生き物の気配があります。高確率でいるのはアメンボやオタマジャクシ、カエルもどこからか鳴いている声が聴こえてきます。細長い形をした貝、カワニナはホタルの幼虫が大好物。カワニナを見つけたら、6月になればホタルが飛ぶ場所かもしれません。そうやって想像力をたくましくしながら、水辺の生き物とつながっていきましょう。

70 石をひっくり返してみる

川の中の大きめの石をひっくり返してみると、かなりの確率で虫がいることに気づきます。慣れないとちょっとグロテスクですが、カゲロウの幼虫やカワゲラ、トビケラといった川虫と呼ばれる昆虫の仲間です。水中は魚たちの独壇場ですが、水面にはアメンボがいて、川底には川虫がいて、上と下で昆虫たちはたくましく生きています。

71 水鳥の食事風景を見る

こっそり、水鳥の食事風景を観察してみましょう。干潟などは双眼鏡や望遠鏡で遠くまで観察できますが、河原ではうまくこちらの身を隠す必要があります。

雑食性のカルガモは、いつも水草などをパクパクとしていますが、同じカモの仲間のキンクロハジロなどは、結構長い時間潜っています。サギはたまにザリガニなどを捕食していますが、ずっと立っていて動きがないので、こちらが根負けすることが多いです。今まで見ていて、一番迫力があったのがカワウの捕食シーンです。滝つぼの上部からのぞき込み観察しました。一度の潜水で何匹ものハヤなどを捕食します。

72

巨大な魚影を探す

「魚影」は水面下の魚のシルエットで、大型のものは怖く感じることもあります。私が今まで見つけた一番大きなものは「ミシシッピアカミミガメ」。魚ではなくカメでした。昔に屋台でミドリガメとして売られていたカメの成体です。丸い大きな影が水中を動いているさまは、正体がわかるまでは何とも不気味。

ちょっと怖いもの見たさの方は、湖の深場や川の淵などで魚影を探してみましょう。もしかしたらネッシーやアッシーのような、未知の生物がいるかもしれませんよ。

海でととのう

73 浜辺を散歩

リトリートと呼ばずとも、浜辺でリフレッシュする方は多く、無意識にリトリートを実践しています。潮風を浴びる、朝日や夕日を浴びる、波音に癒される、などなど、海が人を自然と癒してくれます。

海からの風は埃や塵なども少なく、かつては健康学園など、ぜんそくの子供たちの学校が各海辺に作られました。タラソテラピー（海洋療法）という手法もあるほどです。海のエアロゾル（海塩粒子）を吸い込んで、潮の香りを感じて大いにリフレッシュしてみてください。

74 裸足で砂浜を歩く

ガラス片などのない安全な砂浜であれば、裸足で砂浜を歩いてみましょう。最近ではアーシングと言われる健康法としても話題です。波が穏やかであれば海水に足を浸してみるのもいいですね。

足を浸して、波が引くときに感じる足の裏の砂が削り取られる感覚はとても気持ち良く、天然の足つぼマッサージです。素足でダイレクトに地球を感じる、自然とつながる最高の方法のひとつです。

75

ビーチコーミング

見たことのない貝殻を探してみたり、角がとれて丸くなった宝石のようなガラス片を拾って

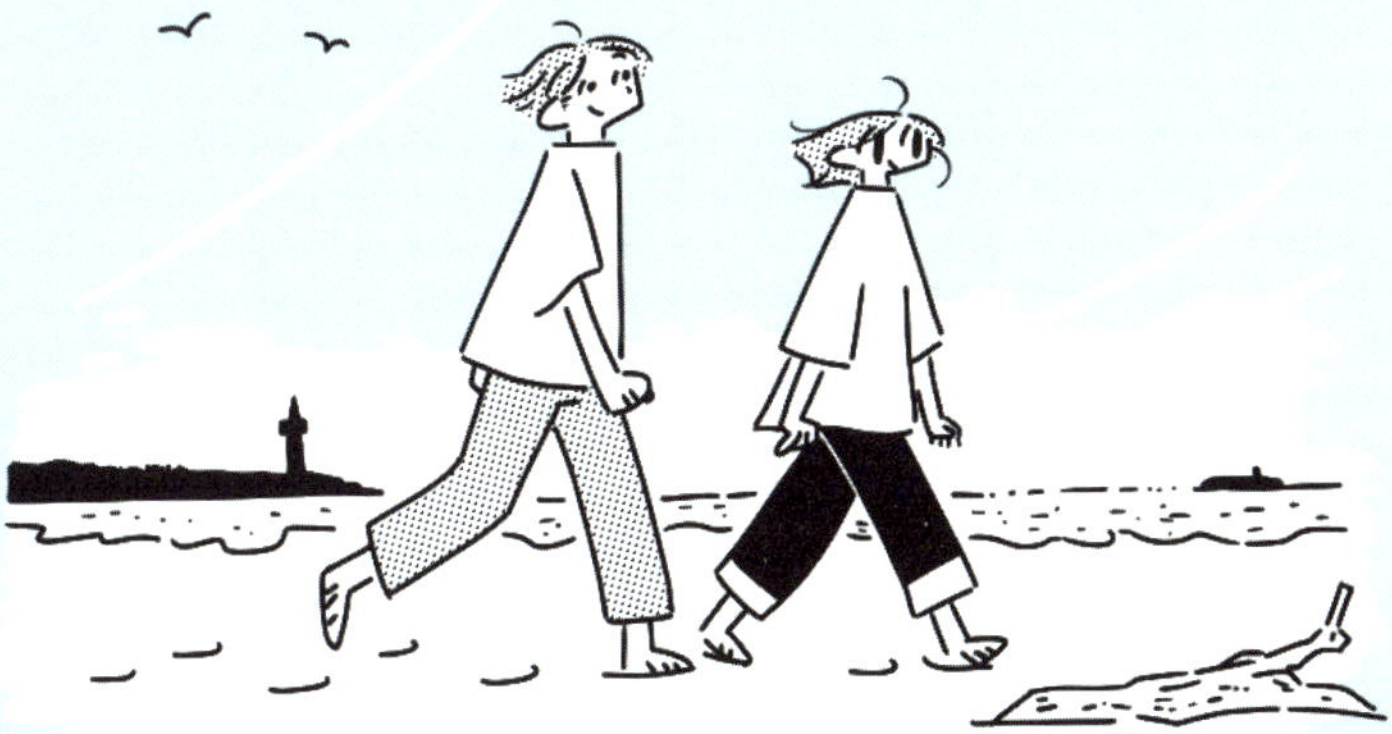

みたり、そんなふうに砂浜を散策してみましょう。

私は、このような時間を「クワクワする」と呼んでいます。ワクワクするとはテンションが上がること、興奮すること。反してクワクワするとは、いつまでもずっと続けていられるようなことです。日が落ちるまで、クワクワした時間を楽しんでみましょう。

76 ビーチでゴミ拾い

サーフィンやビーチイベントが盛んなエリアでは、イベントとしてビーチクリーンが行なわれていることがあります。こちらも「クワクワする」時間のひとつです。

環境に良いことをしながら、猛烈にテンションが上がること（ワクワク）をするわけでもなく、ただ地道にゴミを拾い続ける。その〝行〟のように徳を積む作業は、きっと自然環境を整え、自分という内なる自然も整えてくれるでしょう。同じ価値観を持った仲間と知り合うことや、コミュニティの形成も人生の大きな幸福のひとつです。

77 ビーチヨガでスッキリ

ビーチヨガも、今ではすっかりビーチカルチャーとして定着し、さまざまな浜辺で行なわれています。ビーチクリーンなどと組み合わせた環境系ビーチヨガなどもありますが、私のおすすめは太陽や月のリズムに合わせて行なうビーチヨガです。

日没の黄昏を感じながら行なうサンセット・ビーチヨガ、朝日を見ながら行なうサンライズ・ビーチヨガ、満月の夜に行なうフルムーン・ビーチヨガ、新月（月の出ていない夜）に満天の星を眺めながら行なうニュームーン・ビーチヨガなど、ぜひ一度体験してみてください。

野山とつながる

山でととのう

78 乗り物でラクラク

ロープウェイやケーブルカーがある山に行ってみましょう。山頂への登山を目的とせず、降り場周辺で眺めを楽しんだり、売店で団子を食べたり、楽しく過ごせればそれで十分です。標高を一気に登るので、気温差も感じてみます。登山と思わず、夏場は避暑に行く、冬場は景色を眺めに行く、そんな気軽なところから、山に関わってみましょう。

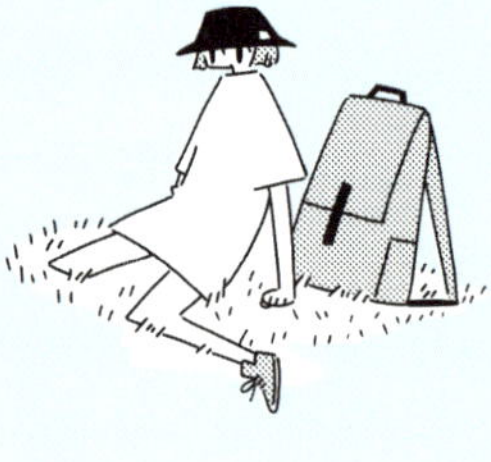

79 ハイキングコースを歩く

都会近くの低山なら遊歩道やハイキングコースが整備されています。ところどころにトイレや休憩所があったりして、本格的な登山はちょっと抵抗がある方でも、気軽に歩くことができます。1時間コース、半日コースなど、さまざまあるので、体力に応じて選んでみてください。

80 日帰り登山

朝に出発すれば、夕方に帰宅できる範囲での日帰り登山を楽しんでみましょう。お弁当を持って出発です。今ではYAMAPなどの山登りアプリもあり、ルートや所要時間だけでなく、画像つきで多くの情報が投稿されています。

数年前の登山情報やブログを見て登ると、崖崩れや通行止めなど、状況が変わってしまっている場合があるので、必ず最新情報を確認するようにしましょう。下山して、日帰り温泉で汗を流せば、爽快な気分で帰宅できます。

81

山小屋に1泊

人気の名山は、山小屋などの宿泊施設があることが多く、テント要らずで登ることができます。山小屋といえば、「雑魚寝で風呂なし」が普通でしたが、最近はホテル旅館並みの設備やサービスも登場しています。とはいえ、高山ともなれば、水も物資も設備も最小限のところが多いです。宿泊時は宿のルールに従いましょう。個室や更衣室、トイレの環境、携帯電話の電波の状況など、事前に確認しておくとよいです。

82

ツアーで名山に登る

初心者はガイドつきのツアー参加がおすすめです。事前に用意するものも教えてくれますし、不明なことは質問もできるので、一人でも安心ですね。まずはツアーでの団体行動、そして慣れてきたら自分でやってみる。自然相手の楽しみは、いきなりハードではなく段階を積むことが大切です。回数が増えるぶん、楽しみも増えていきます。

83

登山時は次の一歩に集中

頂上まであとどのくらい？　あまり心が先を急ぎすぎると、「今」感じられることを逃してしまいます。次の一歩に集中していないと、足元の小石や木の根などにつまずくこともあります。

こういうときは、歩くマインドフルネスだと思って、無心で「目の前の一歩」に集中してみてください。

今まで見逃していた植物、周辺の音、自分の呼吸音など、先を急ぐの止めたとたん、気づけることがきっとあります。そのうち、いつの間にか頂上に、辿り着いていることでしょう。

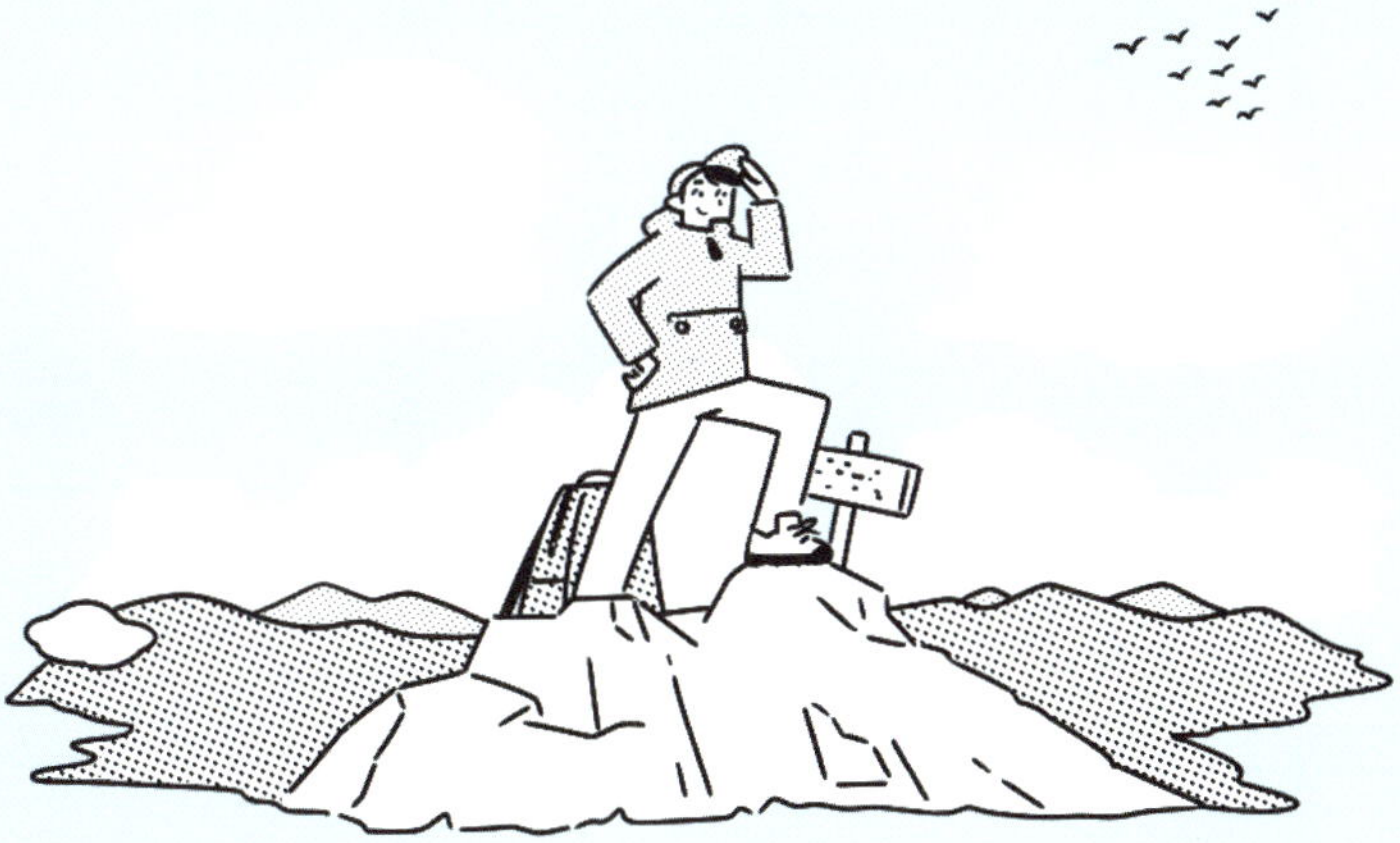

84 サイレントウォーク

山を歩くときは、一人で黙々でもよいですし、グループや何人かで歩いていても、いったん話すのを止めて、静かに歩いてみましょう。ガヤガヤと歩いているときは気づかなかった鳥の声、沢のせせらぎ、風でこすれる木の枝など、きっと「自然の鼓動」が聴こえてくるでしょう。そして、自分からも、風が気持ち良い、せせらぎが癒される、じわっとかいている汗が気持ち良い、など、ヒトの「生きている鼓動」が聴こえてくるでしょう。

85 頂上からの景色を楽しむ

山の頂上からの眺めは格別です。山の一番高い場所から見下ろすと、今まで登ってきた道や、下の集落、登った山の標高によっては下に雲が見えたり！　高いところから下を眺める気持ち良さは、ヒトが本来持つ根源的な感覚だと思います。そして何か日常の悩みがちっぽけに見えてきたらしめたもの。高所大局に立つことは、日常に対しても何かしらの気づきを与えてくれます。

自然の神秘とつながる

86 絶景スポットを訪れる

洞窟や洞穴には何か神秘的な、かつ怖い感覚も含んだ独特の世界があります。私がよくガイドしている場所に「亀岩《かめいわ》の洞窟」と呼ばれるトンネル滝があります。こちらは中に進んで探検するような洞窟ではなく、基本的には外から眺めて絶景を楽しみます。

昔のヒトが掘った人工のトンネルですが、すでに自然の一部となって周囲の景観に溶け込んでいます。このような、非日常な場所を訪れてみるのも、リトリートにはおすすめです。

87 滝のマイナスイオン

滝つぼから舞い上がる水しぶきを肌で感じながら、しばらくその場に佇んでみましょう。マイナスイオンたっぷりの清浄な空気を吸い込み、自分が澄んだ水のように浄化されていくのを感じることができます。体験ツアーなどで、滝つぼで泳ぐなどができるところもあります。また、滝行体験を行なっている場所もあり、心も体も清めることができます。

88 原生林を歩く

私たちに身近なのは、適度に陽射しが射し込む「里山」と呼ばれる、森の循環の中にヒトが組み込まれた共存の森ですが、中には原生林と呼ばれる野生の森があります。沢に出ると陽が射し込み癒されますが、奥地に入るとそこには日が射し込まず、うっそうとしたワイルドな原生林です。競争に負けた木が倒れ、苔むして朽ちていく、木と木が折れ重なるように倒れている場は、まさに木と木が「競争をしている」現場です。そんな野生の森から自然界で生き抜くたくましさ、負ける儚《はかな》さ、自然界の光と陰を感じてみましょう。

89 火口で無音を感じる

山によっては火口付近まで登山道が整備されている場所があります。火口、そこはまさに地球の息吹き。溶岩が固まってできた石や岩、そして他の生物の気配がない特別な空間です。風の強さにもよりますが、動物も植物もない火口付近では「音がない」ことを感じてみましょう。鳥の鳴き声も、木の葉のこすれる音もない場所では、自分の足音、服のこすれる音、呼吸音など、自分自身から出る音を感じることができます。これもまた、リトリートの大きな気づきになると思います。

90

断崖絶壁でドキドキ

高所恐怖症の方にはおすすめしませんが、断崖絶壁に行ってみましょう。私の住む千葉県でも、鋸山《のこぎりやま》の地獄のぞきや鵜原《うばら》理想郷と呼ばれる景勝地があります。こういう場所は、現実と別の世界を切り分けているような不思議な感覚があります。日常から離れる、日常から脱出する、といった意味を含むリトリートには、ピッタリの場所。断崖絶壁は日常ではないからこそ、あえて行ってみる。そんな感覚で出かけてみましょう。

サイクリング

91 海沿いをサイクリング

海は何と言っても潮風が心地良いです。なら、海沿いのサイクリングコースで、さらにその潮風を感じてみましょう。海沿いの開けた場所は景色も最高で、砂浜近くのコースなどは平坦な道が多く、走りやすいです。波の音や潮風を感じながら、歩道を歩くサーファー、洗練されたショップを横目に、風を切って走り抜けて爽快感を味わいます。

92 里山をのんびり回る

広範囲を回れるのがサイクリングの魅力。初級者向けから上級者向けまで、負荷に応じてコース設定がされているところも多いです。里山の緑を感じながら、また時期によっての農作業の違い（春は田植え、秋は収穫等）など、四季の変化に風情を感じながら回ってみましょう。同じ場所、同じコースでも、時期が違えば自然の風景は変化します。慣れたコースを年に数回訪れてみるのもおすすめです。

93 山道をマウンテンバイクで

普通の道路では飽き足らない方は、山道をマウンテンバイクで走ってみましょう！　ガイドつきで参加できるツアーなどもあります。より起伏のある道を、ワイルドに走り抜ける。転倒には十分気をつけて、防護服やヘルメットは必須です。

94 片道や電動バイクなど

観光協会などがエリア全体で行なっているレンタサイクルは、借りた場所とは別の場所に返却OKの場合もあり、自由度が高くて便利です。たとえばコースの下りのみ乗って返却することも可能です。また、電動アシストつき自転車の貸し出しを行なっているところもあるので、体力に自信がない方は、ぜひ検討してみてください。

雪とつながる

95 雪国に行く

雪が積もらないエリアに住んでいる方は、雪国にリトリートに行ってみましょう。雪国であること（非日常であること）自体がリトリートの転地の要素を十分に満たしています。雪の美しさ、月光に照らされて青白く光る夜の雪の美しさ、深夜の静けさ、日常では感じることができないことばかりです。

96 かまくら体験

中で飲食が体験できるかまくらなどが、現地で用意されているケースもあります。自分で作るのはハードルが高いですが、かまくら作りのイベントなどがあれば、ぜひ参加してみてください。自然を眺めるのもよいですが、その次の段階は自然の循環に自らが入ることです。ぜひ雪国の循環に、自らも入ってみてください。

97

雪かき体験

せっかく雪国に行ったなら、雪かき体験をしてみましょう。宿の人の雪かきを手伝わせてもらってもいいと思います。

雪が積もらないエリアに住む人たちにとっては新鮮な経験「除雪」も、現地に住む人にとっては重労働以外のなにものでもありません。

雪の重さ、疲れてくる腰、思った以上に動けない雪に埋もれた足元、などなど、その大変さを感じると共に、協力、共助の精神で「ヒト」としての本質を取り戻しましょう。協働作業に

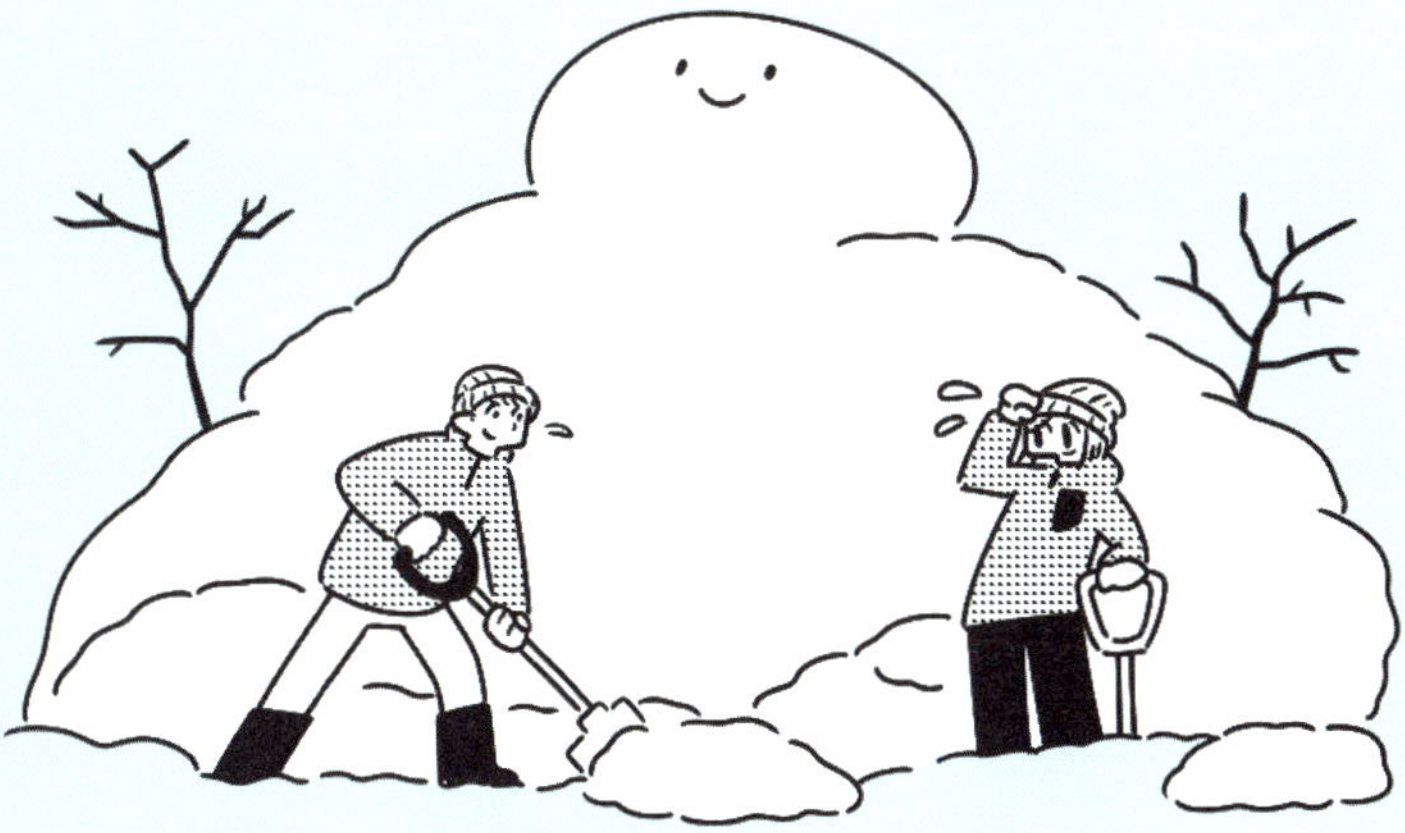

ホストとゲストの区別なし、ヒトとヒトとして地域と関わるトレーニングにもなります。

98 スノートレッキングツアー、スノーシュー

これはぜひ体験していただきたい！　雪国でリトリートやウェルネスツーリズムを行なっているところであれば、高確率でアクティビティとして用意してあります。

スノーシューは、雪の上を歩く道具で、西洋のかんじきといったところ。スキーのような技術は不要です。専門のインストラクターの指導のもと、雪の上を歩く、雪の上を滑る、ベーシックな雪のアクティビティを楽しみます。

自分とつながる

温泉でととのう

99

自然豊かな場所へ

温泉は私たち、日本人にとって身近な「自然」です。日帰り温泉から、温泉旅館、リゾートホテルの温泉など、取れる時間と予算の範囲で楽しんでみましょう。できるだけ、自然に触れやすい温泉地を選ぶことが大切です。温泉に入るだけでなく、周辺に散策できる自然があるかも確認しておきましょう。

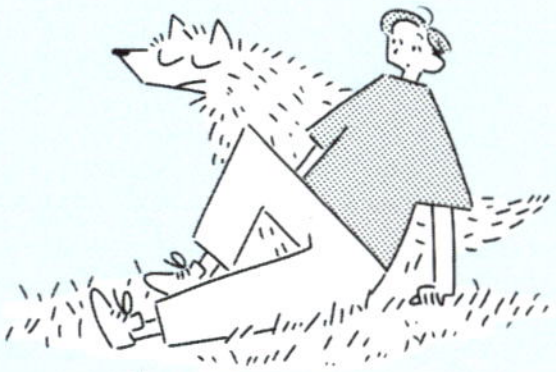

100 温泉の質や種類を知る

大きな分類としては、酸性の泉質かアルカリ泉かを事前に調べておくとよいと思います。泉質との相性は人によりますが、乾燥肌の方は酸性の泉質はピリピリ感じることが多く、アルカリ泉のほうが相性が良いようです。人によっては、相性は逆になるかもしれません。その他、色や香り、温度など、その温泉ならではの特徴を楽しみましょう。

101 露天風呂でのんびり

同じ泉質、同じ源泉でも、ホテルや旅館の館内にあるものと、外にある露天風呂とでは、随分と趣が違います。やはり、屋外の新鮮な空気の中、空や木々などを眺めながらの露天風呂は、より深く自然とつながることができます。また、野湯や秘湯など、自然の中にある温泉を訪れてみるのもおすすめです。

102

外気浴をはさんで長湯

体が温まったら、サウナのように冷水で急速に体を冷却するのも心地良いですが、外気浴で自然冷却もとても心地良いです。

おすすめは、沢沿いにある露天風呂です。沢は茂った森よりも蚊が少なく、外気に身をさらしても大丈夫なケースが多いです（そのぶん、沢沿いはアブがいますから注意してください）。そんな場所なら、たっぷりと外気浴を楽しみながら、長湯することができます。

私の感覚ですが、自然冷却のほうが体の負担自体は少なく、じっくり時間をかけて入浴と外気浴を繰り返すことで、より疲れがとれてリラックスできるように感じています。

103

食前、食後、何度でも

サッと温泉に入るのが好きな方は、何度でも入浴してみましょう。何回も繰り返し温泉に入っていると、汗もかきますから水分補給とミネラル補給を十分にして楽しみます。

またこのように、繰り返し温泉に入るときのために、日本が生んだ世界に誇る文化「浴衣」があります。サッと脱いで、サッと入って、サッと着られる。こんなときに浴衣の存在はありがたいですね。今は女子旅を中心に浴衣にこだわっている宿もありますから、どんな浴衣を着れるのかな？という視点で宿探しをしてみるのも、おすすめです。

104 早起きして朝風呂

朝風呂は旅のテッパン！と思う方も多いのではないでしょうか。朝日が見える温泉なら、日光とのコントラストは最高ですよね。白濁した温泉は、よりクリーミーに見えたり、黒湯は琥珀色に透けて見えたり、泉質が透明なら宿がこだわっている浴槽の「石」なども（たとえばグリーンの伊豆石など）美しく見えたり、朝日は温泉を美しくします。

105 山歩きの後にスッキリ

ハイキングやトレッキングで、汗をかいた後は、温泉で汗を流したいですね。足にマダニなどがついているリスクもありますから、まずはシャワーでじっくり体を洗って、それから入浴しましょう。また、山歩きで体のほてりや脱水も考えられます。水分補給をしながら、あまり長湯しないように気をつけてください。

サウナでととのう

106 テレビのないサウナ

最近のサウナブームでさまざまなサウナが誕生しましたが、リトリート的におすすめなのは「テレビのないサウナ」です。ニュースやワイドショー、バラエティ番組など、日常から意識を離したいところです。

幸いリゾートホテルなどには、屋外の絶景が楽しめるサウナもあります。そのような「日常からの解放感」があるサウナをおすすめします。

107 基本の楽しみ方

「サウナ」「水風呂」「外気浴」によって、体を温めること冷ますことを繰り返し行なって楽しみます。

①体を洗う↓②タオルで体についた水滴をとる↓③サウナ入浴（時間は汗がじっくり出るくらい）↓④サウナから出たらシャワーで汗を流す↓⑤水風呂（苦手な人は飛ばして外気浴）↓⑥外気浴、水分補給をする↓タオルで体についた水滴をとる↓サウナ入浴……

この繰り返しを2〜3セット行ないます。体調の様子を見ながら、休息を入れて繰り返してみましょう。

108 今さら人に聞けない「ととのう」って？

「ととのう」とは、サウナ入浴を繰り返した後に起こる、ふわっとした心地良さを表現した言葉です。熱い・冷たいなどの温度刺激によって、交換神経による興奮と副交感神経によるリラックスが交互に働く過程で生じると言われています。

ヒトが本来持つ心身の自動調整機能によるものなので、無理は禁物です。強めの温冷刺激を繰り返し与えて、そして「休息」。ここがポイントで、スーパー銭湯などで見かけるツワモノたちは休息が抜けているようにも思います（笑）。サウナの楽しみ方は人それぞれで自由ですが、リトリート的には、休息を入れながら入浴を楽しみたいものです。

109 ロウリュを楽しむ

ロウリュとは、熱したサウナストーンに水をかけて、蒸発する水蒸気「熱波」を楽しむものです。サウナ室内の体感温度が上がることで、温熱効果が促進されます。

最近では、アウフグースと言って、熱波を扇《あお》ぐ熱波師が派手なパフォーマンスを行ないながら盛り上げるエンターテインメント性のあるものもありますが、リトリートとして楽しみたいなら、オート式やセルフ式でロウリュができるところを探してみてください。セルフ式の場合は、周囲に一声かけてから行なうとよいです。

110

何も考えない練習

スマホが持ち込めないサウナ内。意外と簡単に、マインドフルネスのような状態になることができます。それは、一点をじっと見ることです。

サウナの多くには「砂時計」が設置されていたり、12分計が設置されています。目標の時間を決めて、そこまでじっくり耐える。ポツ、ポツと流れ落ちる汗を感じる。砂時計はたまに勝手にひっくり返されてしまうリスクがありますが（笑）、それも雑念を払うトレーニングと思いましょう。邪念や雑念を一点突破して、マインドフルに過ごしてみてください。

111

アウトドアサウナ

すでにサウナで「ととのう」習慣がある方にも朗報です。最近では郊外に「アウトドアサウナ」が多数登場していて、キャンプ場などでも設置しているところがあります。サウナは、もともとフィンランドの過酷な大地で、木こりなど肉体労働を行なう人たちが疲労回復をする場所として発展してきました。つまりは「自然の中にある」ことが、本来のサウナの原型です。より自然に近いスタイルで、大好きなサウナを堪能してください。

ヨガでゆるめる

112 大自然の中でヨガ

ヨガには「つながり」という意味があり、心と体をつなぐという意味で使われていたようですが、ぜひ、「自然とつながる」という意味でも捉えてみましょう。より自分の深い部分（自分の中の自然）ともつながるだけでなく、外の風、香り、景色、一緒にヨガをしている人、あらゆる広義の「自然」とつながることができます。「私は体が硬いから」と言わず、無理しない範囲でやってみてください。

113

やったことがない人でもできる　その1 センタリング

ヨガのポーズに詳しくなくても、自然の中での「腹式呼吸」で、いつでも自分をリセット&リフレッシュすることができます。呼吸を深くするだけですから、柔軟性も関係ありません。座る場所があれば座り、立った状態でも胡坐《あぐら》でも、自分が楽な姿勢で構いません。

お腹に両手を当てて、お腹を凹ますような意識で息を吐き切ってみてください、苦しくなってくるくらい、しっかり吐き切ると自然と吸いたくなってきます。そうしたら新鮮な空気をたっぷり吸って、今度はお腹が膨らんでくるのを感じてみてください。

これを数分続けるだけで、自然のリズムと自分のリズムが合ってきて、リラックスできます。これも自然との「つながり」であり、広い意味でのヨガだったりします。とても簡単ですね。

私たちは、いつも外側に意識を向け、人にどう見られているか、スケジュール通りに物事が進んでいるか、などを気にしています。そんな外への意識のベクトルをストップして、自分の内側に向け直す「センタリング」を行なってみましょう。まさに、それがリトリートでいう「自分を見つめる」ということでもあるのです。

114

やったことがない人でもできる　その2　山のポーズ（ターダーサナ）

センタリングで気持ちを切り替えたら、簡単なポーズに挑戦してみましょう。

手は横に沿えて、立った状態で山のように悠然と佇む。自分が山になったような気持ちで行なってみてください。

いくつかバリエーションがありますが、足を腰幅に開き、お尻をしっかりと引き締めます。おへそが上を向くようなイメージです。すると、おへその下に力が入るようになってきます。それが「丹田」と呼ばれる、ヒトの重心の位置、また概念上のエネルギーの中心部です。

丹田を意識していると、重心が落ち着き、どっしりと安定したような心持ちになってきます。

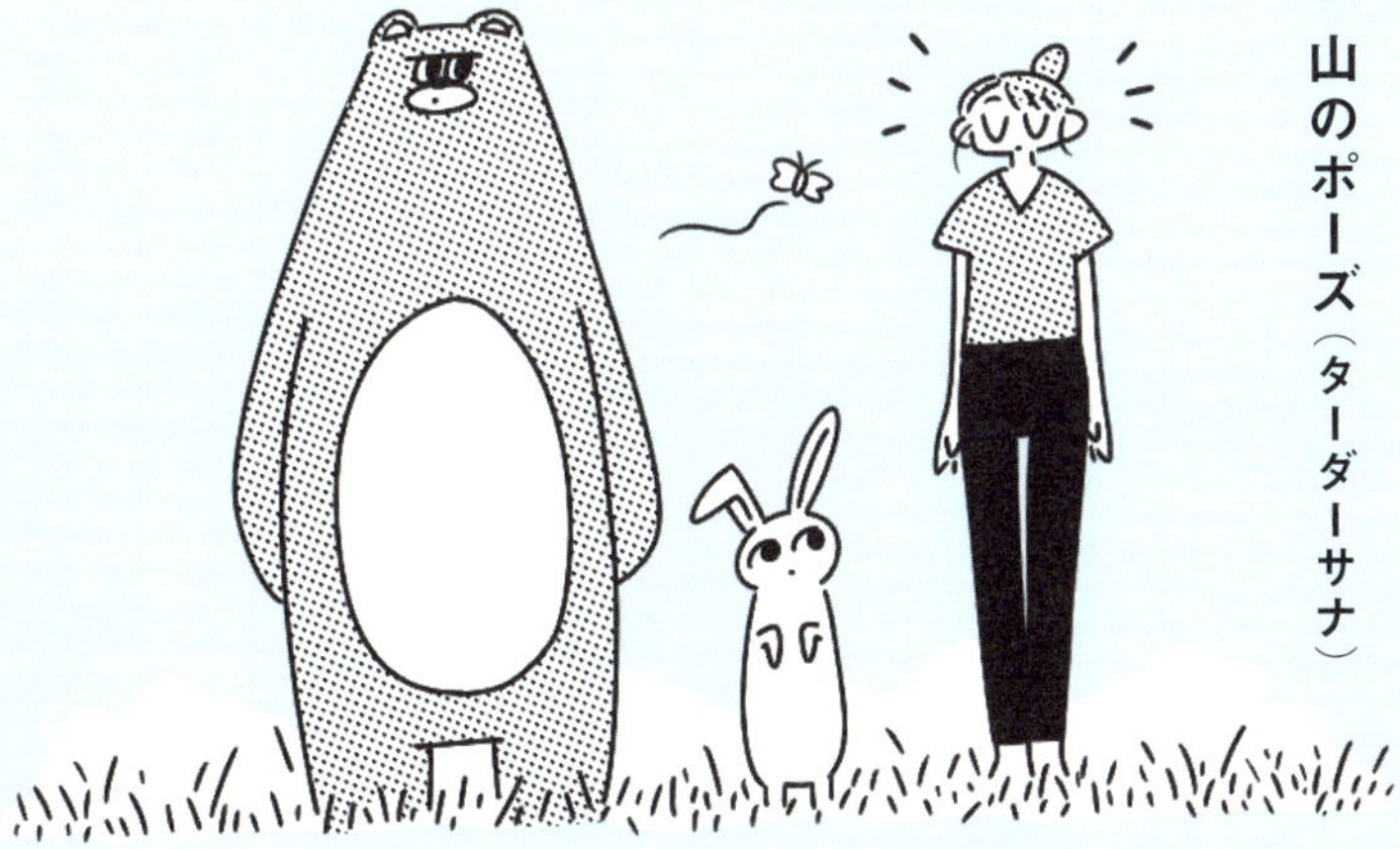

115

やったことがない人でもできる　その3　屍《しかばね》のポーズ（シャバアーサナ）

ヨガのレッスンを受けると、必ず最後に行なうポーズがあります。それがシャバアーサナ。あおむけに寝て脱力するポーズで、日本語では屍のポーズとも、安らぎのポーズとも呼ばれます。ただ横になるだけですが、奥が深く一生もののポーズとされています。

完全に全身の力を抜いて、地球に全体重を委ねてみましょう。きっと力が入っていた部分があることに気づくと思います。私が行なうシャバアーサナは、地中に埋もれていき、最後は地球と一体化するところまでイメージを持ってもらいます（笑）。とても気持ちが良いポーズなので、これはぜひ覚えてみましょう。

マインドフルネス

116

大自然の中で集中

最近はさまざまな企業などでも取り入れられているマインドフルネス。マインド（心、精神）がフルネス（満たされる）状態とは、どんな状態でしょうか？

私の答えとしては子供の頃のような無我、夢中な状態です。きっと子供の頃はカブトムシを見つけた瞬間「夏休みの宿題をそろそろやらないと」とは思わなかったはず。100％「今」「ここ」のみに集中している状態、意識が過去にも未来にも「学校」にもない、カブトムシと自分が一体化したような状態です。ところが大人には、なかなかこれができません。そんな力を、ぜひ日常から離れた「大自然」の中で取り戻してもらいたいものです。

117 やったことがない人でもできる　その1　楽な姿勢で座る

マインドフルネスにはコツがあります。それは姿勢を整えること。ヨガや気功などの分野では「調身・調息・調心」と呼ばれる3要素がありますが、それと同様です。つまり姿勢を整え、呼吸を整え、そして心を整えていく。とてもシンプルですね。

背筋を伸ばして、かつ背伸びのように伸ばしすぎず、気持ちがシャキッと入る程度に伸ばします。地面に胡坐《あぐら》が楽ですが、キツい方は椅子でも構いません。楽な姿勢で行なってください。

118 やったことがない人でもできる　その2　呼吸に集中する

私たち現代人の呼吸は浅く、胸を中心とした胸式呼吸になっている場合がほとんどです。横隔膜を使ったリラックスできる呼吸法、腹式呼吸に切り替えていきます。

お腹に手を当て、息を吐いたときにお腹が凹んできたら、上手に腹式呼吸ができています。どちらかと言うと息を吐くほうに意識のボリュームを向けてあげると、吐き切った後に自然と呼吸が入ってきて、とても気持ち良いです。

119 やったことがない人でもできる　その3　雑念はあるがままに

そのまま目を閉じて呼吸をしていると、さまざまな感情や思考が浮かんでくるでしょう。ですが、それらの雑念を払って、無になろうとしたり、「未来の」「あるべき姿」に意識を向けようとしたりでは、なんにもなりません。

意識すべきは「今」「ここ」です。雑念が湧き出てくる、それが人間というもの。よくよく考えると「雑念を払いたい」という気持ちもまた雑念の一種です。いろんなことが湧き出てきても、それを放ったらかしにして、ただ、静かに自分の呼吸に集中していきます。

そうして目を閉じる前よりも、少し穏やかな自分に戻れたなら、もうそれで十分ではないでしょうか。きっと今までより「今」「ここ」に集中できる、クリアな思考になっていると思います。

食でつながる

自然を食べる

120 地元の料理をいただく

リトリートと「食べ物」は切っても切り離せない最も重要な要素のひとつです。「地産地消」の食を通して、自然とつながるのが基本です。自然食の世界には身土不二《じんどふじ》という考え方があり、身体と大地がつながっていると考えます。大地の養分など栄養素を作物が吸って、その作物を人間が食べる、そうして大地と人がつながっているという思想です。まずは、地元の料理や作物を食する。これを実践することが基本です。

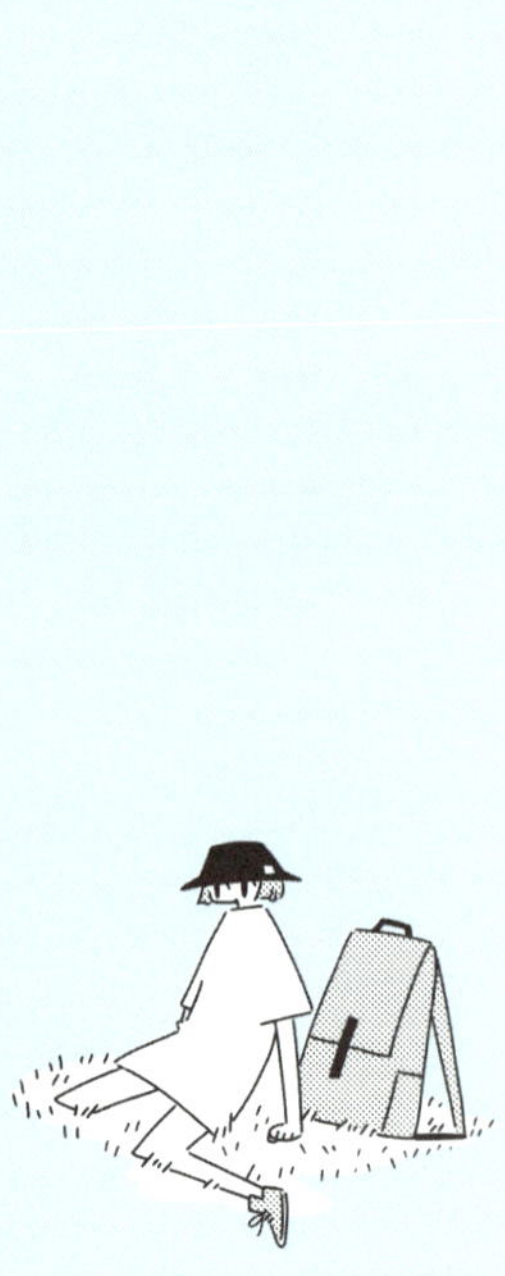

121 大好きな食材の産地に行く

カツオなら高知、マンゴーなら宮崎といった具合に、好きな食材があったら、その産地を訪問してみましょう。私は「ミカン」が好きですが、静岡の三ケ日を訪れたら、周辺にはお茶畑もあったり。ほう！この辺りは日当たりが良いので、ミカンやお茶が作られているんだ、など興味を持った場所だからこそ感じられる何かがあります。大好きな食材をテーマにしてリトリート、好きな食材を生み出す土地とつながってみましょう。

122 採れたての野菜をゲット

採れたての地元野菜を、その地域の道の駅や直売所で入手してみてください。最近は道の駅などで、「地元食材詰め放題セール」など、イベントとして提供しているところもあります。その場で食べられる食材もいいですね。地方に行けば無人の直売所もあります。

生産者さんが居合わせた場合は、思い切って話しかけて直接おすすめを聞いてみましょう。野菜は棚からスタートしているわけではありません。土から育ち、生産者が育てていいます。単に「食の対象」として以外、生態系としての野菜の姿が見えてくるかもしれません。

123 山菜を採る

春は山菜摘みの体験に参加してみましょう。一度覚えれば、そんなに難しいものではありません。毎年、その場で山菜を採ることを「縄張り」としている方もいますので、その辺を気をつける意味でも、最初は詳しい人について行ったほうがよいと思います。

たとえばタラの芽など、毎年、誰かが採っている場所は枝があまり広がっておらず、見慣れてくるとわかるようになります。そういった所は荒らさず、別の場所を探してみましょう。

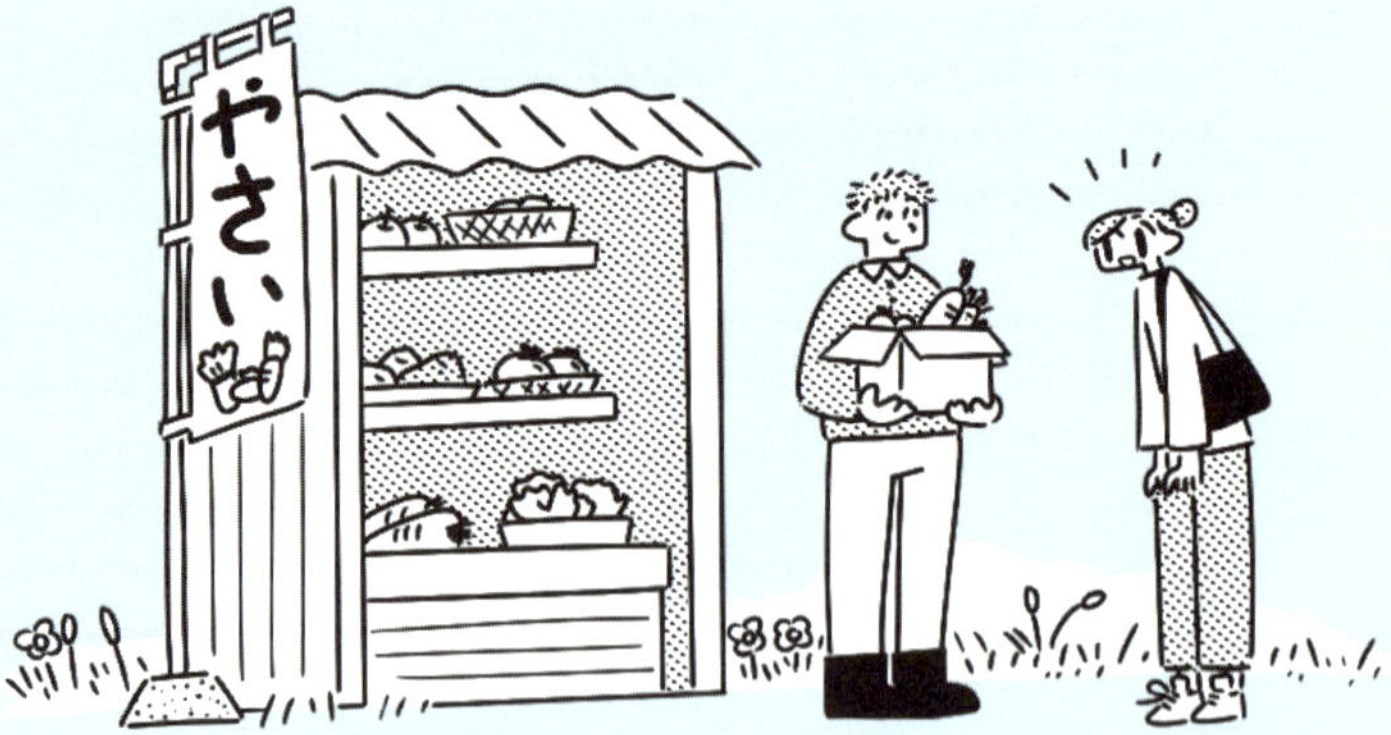

124 キノコ狩りに挑戦

自然のものをダイレクトに食に取り入れるなら、キノコを覚える方法があります。とはいえ、いきなり素人判断は危険な世界ですから、こちらは必ず専門家の指導のもと、行なってください。まずは、キノコ採取から料理までセットで行なえる体験ツアーなどに参加すれば、安心して楽しむことができます。

125 和のハーブやスパイスを味わう

かつて、伊豆や安曇野の「ワサビ田」を見に行ったことがありますが、それ以外にもミョウガ、サンショウ、シソなど、自然界にはさまざまな「薬味」と呼ばれる山野草が存在します。自然豊かな場所に自生していることが多く、それらを探しに行くのもおすすめです。こちらも最初は慣れている人と一緒に行くほうが安全ですし、見つけやすいです。

126

ジビエ料理に挑戦

野生に触れる、野生を味わう。これぞ自然と深くつながるワイルドなリトリートです。最近ではジビエ料理店や、ジビエ肉を販売しているお店も多いです。機会があれば、シカ、クマ、イノシシなど、ワイルドな野生肉の料理を食べてみましょう。興味が出てきたら狩猟体験ツアーなど、さらに濃いリトリートを体験してみるのもよいかもしれません。

127

好きな果物でジャムを作る

最近ではブルーベリー狩りなど、収穫した果物のジャム作りまで体験できるところもあります。私のおすすめは、郊外に行けばいくらでもある「クワの実」を使ったジャム作りです。

クワの実は、里山に自生していることも多く、完熟なら、そのまま食べることもできます。道の駅などで売られていたり、すでに、地元の農家さんがジャムにして販売しているケースも多いです。まずは買ってみて、味を楽しんでみるのもおすすめです。

食の原点に触れる

128 そば打ち体験

食の原点を感じるには食材に「触れる」経験が特に大事です。そば打ち体験などはいかがでしょう？　触れるだけでなく「没頭する」、これもリトリートでは大事なキーワードです。「やるからには十割そば」というのはハードルが高いですので、そのあたりは講師の方にお任せしましょう。そば粉を練って、切って、茹で上げる。自分で打ったそばの味は格別です。

129 郷土料理体験

日本の素晴らしい文化のひとつに、多様な郷土料理があります。食べるだけでなく、実際に作ることも体験してみましょう。その土地固有の食材や調味料を使っていれば、ご馳走などでなく、素朴な家庭料理で構いません。教えてくださる方から、その土地の文化や気候風土、住む人の気質などについて聞くこともできます。

130 田植え体験

田植えはぜひとも体験していただきたい、農業体験のひとつです。裸足がOKなところであれば、田んぼの泥の柔らかさ、足の指と指の間から「ニュルッ」と泥が出てくるときの快感、一列で苗を揃えていく団体行動のチーム感、私たちが忘れてしまった「何か」を、確実に感じることができます。

131 収穫体験

今では、さまざまな場所で「○○狩り」と呼ばれる収穫体験ができます。できれば市民農園のようなところで、植えてから収穫して食べるまで、全部を体験できるとよいのですが、まずは気軽に収穫体験からです。

勢い余って採りすぎた作物は、友人や職場の同僚など、周りの人と分かち合ってください。収穫して分かち合う、ここに何か私たち農耕民族のDNAに響く楽しみや喜びがあるように思います。幸せってこういうことなのかもしれません。

132 発酵を知る

発酵は、食としても環境としてもヒトに良い影響を与えてくれます。今の酒蔵や味噌作りの現場では、見学ツアーなどを行なっているところも増えています。発酵が進んで原形がわからなくなっていても、もともとは生きていた植物の命、つまりは自然です。自然物がどのように発酵し、食品に変わっていくかのプロセスを見学してみましょう。

夜とつながる

星空とつながる

133 星空で宇宙を感じてみる

都会から泊まりで自然豊かな場所にリトリートすると、夜の星空の美しさを感じるのではないでしょうか。街から離れれば離れるほど、街明かりの影響を受けずに星がよく見えます。星がどれだけ綺麗に見えるかを、街からどれだけ離れたかのバロメーターにするのもよいですね。星空は「自然」とつながる、重要なポイントのひとつです。私たちが宇宙という、地球よりもっと広い空間に包まれて暮らしていることを、意識させてくれます。

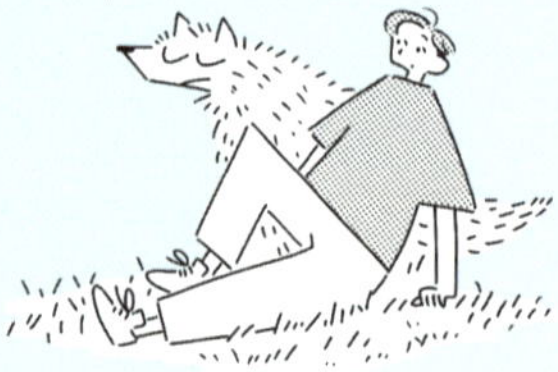

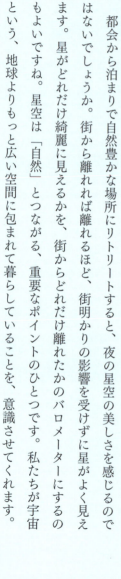

134 星のシャワーを浴びる

一番おすすめなのは、月の出ていない夜、「新月」です。先ほど紹介した、シャバアーサナのポーズ（160ページ）で満天の星のシャワーを浴びる、これが最高です。あおむけになることで、首が痛くならないのもよいところです。秋から冬にかけては厚着もよいですが、寝袋を持っている方なら、冬に寝袋にくるまって星のシャワーを楽しんでみましょう。

135 季節の星座を知る

夏は何と言っても夏の大三角。続いて、秋の四辺形、冬のダイヤモンド、春の大曲線など、星空には季節ならではの「見せ場」があります。

夏はできれば、天の川が見えるくらいの山奥まで行って、はくちょう座が天の川を飛んでいるところを見てみてください。秋は目立った明るさの星は少なくなりますが、空気中の水蒸気が少なくなってきて、より星がクリアに見えます。

もちろん、双眼鏡や望遠鏡があれば、より見やすいですし、星空の物語や神話についても、星座と一緒に覚えていくと面白いです。

136

満月の日は「月」を見る

満月の日は、星空観察には適していません。満月の明かりで星の明かりが消されてしまうからです。ならば、満月の日は「月見」といきましょう。

満月を「じっと眺める」ことを実践してみます。ここがウサギかな、ここが餅つきの臼かな、と思いながら眺めているうちに、まどろんだような気持ちになってきます。これを満月マインドフルネスと呼びましょう。

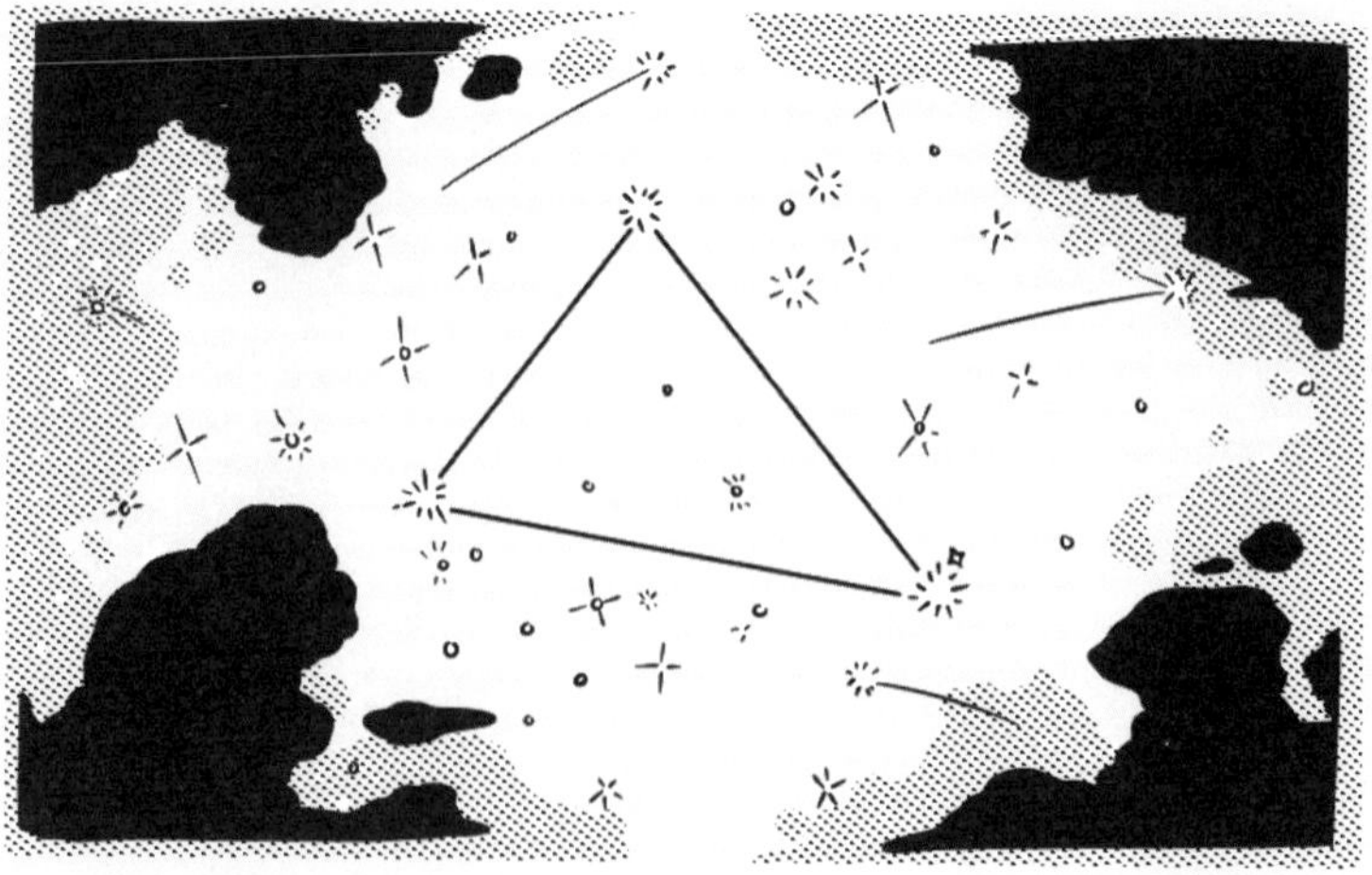

137 人工衛星も見える

星空を観察していると、高頻度で人工衛星が飛んできます。星座は動きませんが、人工衛星は動きますからすぐにわかると思います。ＩＳＳやスターリンクなどは、見える場所や時間帯も、さまざまな方によってネットにアップされていますから、情報を入手して、星空と共に観察してみましょう。

138 神話・物語リトリート

星空を直接観察するのではなく、気になった星座の神話や、物語を調べてみます。宮沢賢治の『銀河鉄道の夜』を読んでみるのもおすすめです。星座の神話や物語に触れることは、私たちの時間尺度、空間尺度を超える経験を与えてくれます。

今、振り回されている現実にばかり気を取られるのではなく、もっともっと大きな尺度を感じてみます。日常がちっぽけに見えてきたり、日頃の悩みが小さく見えてきたらしめたものです。

暗闇とつながる

139 ホタルの光を味わう

現代人の我々にとって「暗闇」は非日常の世界。スマホの明かり、蛍光灯、外灯、パソコンのモニターの光、私たちは闇を遠ざけ、あらゆる生活空間を光で照らしてきましたが、本来は暗闇も自然の一部、ぜひとも体験しましょう。

難しい話ではありません。たとえば「ホタル観察」。暗ければ暗いほど、ホタルの光が幻想的で美しいです。このように「暗い場所にリトリートする」ことが、私たちに新しい光を届けてくれる可能性を秘めています。

140 自然の暗闇を体感する

夜に都会から離れた郊外で、その暗さに驚いたことはありませんか？　外灯がないと本当に真っ暗になります。そんな暗闇を体感してみましょう。たとえばキャンプ場でキャンプファイヤーなどの明るい場所から少し離れてみます。いつもの明るい空間から離れて、非日常を感じてみましょう。ただし、夜の屋外なので誰かと一緒のほうが安全です。

141

夜の森を歩くナイトハイク

これは専門のガイドが必要ですが、夜の森を歩くツアーに参加してみましょう。暗く静かな森の中にいると、景色が見えないぶん、自然と強く一体化した気持ちが味わえます。また、ムササビを観察するなど、赤外線レンズを使って野生動物を観察するような、専門的なツアーが開催されている場所もあります。

142

ナイトハイク・車バージョン

手軽にナイトハイクを体験したいなら、夜の道の駅、山間部の駐車場（駐車禁止になっていない場所）に車を停め、エンジンを切り、窓を開けて静寂や聴こえてくる音を感じます。

都会に近い場所でも「ホウホウ」とフクロウの鳴き声が聴こえてきて驚くこともあります。

143

夜景を楽しむトワイライトハイク

頂上に駐車場があって展望台がある山、街が近くて登り降りしやすい山がおすすめです。日没前に登り始めて、頂上付近から見下ろせる夜景を楽しんでみましょう。とはいえ、帰り道は真っ暗なので、車でないならツアーなどに参加するのが安心です。

夜景には何か日常から心理的に離れるリトリート効果があるような気がします。街のストレスを感じさせる部分は暗闇で隠れ、光のイルミネーションの美しい部分が、夜景としてこちらに届いている、そういうことなのかもしれません。

火とつながる

焚き火でくつろぐ

144 焚き火を見つめる

キャンプ場やグランピング施設など、設備が整ったところで、焚き火を楽しんでみましょう。やり方を教えてもらえたり、すべて施設の人がやってくれるところもあります。焚き火の炎は癒しの効果がとても大きく、眺めているうちに瞑想やマインドフルネスのような感覚になってきます。

特に暗闇の中での焚き火は最高です。その明るさ、熱、何とも言えない神聖さ、きっと

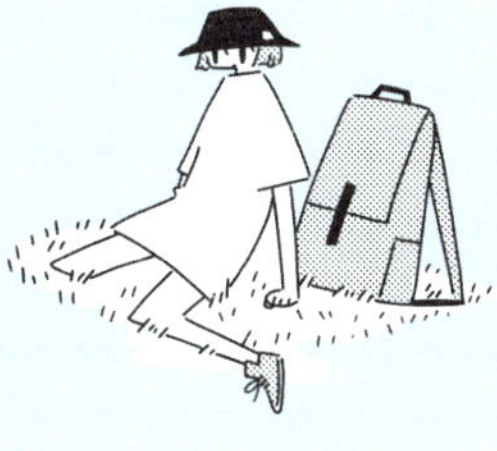

古代の「ヒト」が火を知ったときと同じ感覚が味わえると思います。

145 マシュマロを焼く

マシュマロ以外でもよいですが、串に刺した食べ物を焼いて楽しみます。まさに原始的な「ヒト」に戻る瞬間です。注意して見ていないと焦げてしまいますから、意識は自然と一点集中、日頃の悩みなどもいつしか忘れています。

146 薪割りでリフレッシュ

体を動かしてリフレッシュしたい方は「薪割り」体験にチャレンジしてみましょう。最初は危ないので慣れた人に習うことが大切です。玉切りと呼ばれる薪になる前の木を用意して、どんどん割っていきます。うまく斧《おの》が入って薪がスパッと割れたときは、とても気持ち良くリフレッシュ効果が大きいです。

147

自分で焚き火をする

焚き火に必要なのは焚き火台とトング、地面を傷めないように焚き火シートも用意しておくとよいでしょう。薪はキャンプ場でも売っています。あとは着火剤と軍手。薪は木の破片が刺さる場合があり、素手で持つのは厳禁です。

組み方は、大きくは井桁型（キャンプファイヤーの組み方）と合掌型（イラスト参照　閉じ傘型とも）がありますが、リトリート的にはトロトロと長く燃えてくれる合掌型がおすすめです。

焚き火は仲間と囲む場合でも、風下を空けておくことがポイントです。風下の人だけ煙と火の粉を浴びることになってしまいますから、風上を中心に囲んでいきましょう。

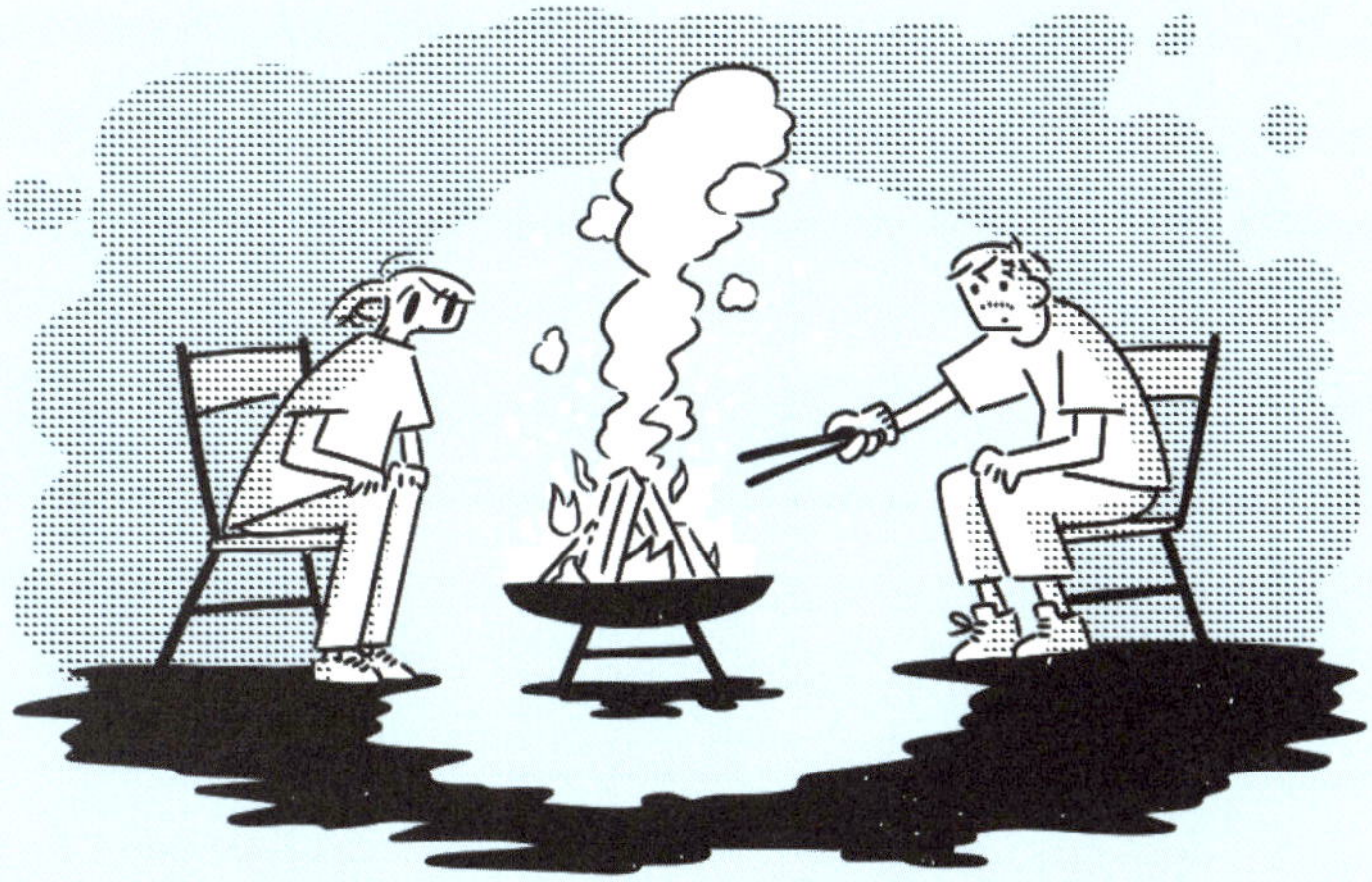

148 火起こし用の枝を集める

最近では簡単に着火できる着火剤がありますが、最初の着火を周辺に落ちている細い枝や、松ぼっくり、枯れ葉などで行なうと、より本格的です。またキャンプ場周辺や、周りの森などに足を踏み入れるため、より自然の循環を感じることもできます。

149 焚き火の後始末

近年、火の不始末によって山火事が起きたり、マナー違反のキャンパーによる焚き火の後始末が問題になったりしています。グランピングやキャンプ場の場合は指定の場所、方法で炭や灰などを捨てることが肝心です。

なお、焚き火の後半までボンボンと薪を放り込んでいたのでは最後に燃え残るのは当たり前です。線香花火を眺めるように、焚き火の炎が落ち着いてきたのを眺める、それもまたしっとりとしたリトリートの楽しみのひとつです。

それでも残った少量の炭や灰は火消し壺に入れて消火しましょう。水をかけて消火したつもりでも、薪や炭の中でくすぶっていた火が夜中に再着火する場合があります。焚き火の痕跡がわからなくなるくらい消火することがコツです。

みんなで火を囲む

150 手軽にできる落ち葉焚き

薪を燃やす焚き火でなくても、周りに落ちている葉っぱを集めて「落ち葉焚き」をすることもできます。煙は多くなりますが、火事に気をつけて楽しんでみましょう。消火用の水も、バケツなどに入れて準備しておきます。

落ち葉焚きの場合は、風で火の粉が飛ぶので注意が必要です。笹のように灰になった葉っぱがヒラヒラ宙に舞うこともあるので、目を離さないようにしましょう。なお、キャンプ場で行なう場合、最近は直火禁止のところも多いので、事前に確認してから実施してください。

151

キャンプファイヤー

焚き火をさらに大きくしたバージョンです。子供のときに体験して以来、記憶にない方も多いのではないでしょうか。大人になってもぜひやってみましょう。リトリート的には、焚き火でのマインドフルネス状態を推奨していますが、キャンプファイヤーも見応えがありおすすめです。こうした忘れかけた高揚感を取り戻すことも、日々のストレスを吹き飛ばす機会になるでしょう。

152

囲炉裏や薪ストーブでホカホカ

囲炉裏や薪ストーブのある宿や店を探してみましょう。どちらも自然（木・炭）と人の生活が調和した道具、つまりは人と自然の中間産物。近くにいるだけで、なぜかとても癒されます。友人知人、そして知らない旅人たちと、これらを囲んで輪になることも、とっておきの経験になります。

屋外で料理

153 屋外で調理して食べる

アウトドアクッキングは、煙をジュージュー出すなど、室内ではなかなかできない料理ができます。また、屋外だとヒトの本能か、肉の塊や丸ごとの魚をさばくなど、いつもと違ったワイルドな食材と関りたくなるのも、ひとつの特徴です。まずはバーベキューや焼き肉など、シンプルなものから始めてみましょう。手間をかけなくても、おいしく作れる料理はたくさんあります。

154 食材は事前に切っておく

どれだけ手間をかけずに、プロセスを短縮するかがポイントです。食材はできるだけ事前に切っておいて、現地では焼くだけにしておくと簡単です。キャンプなどで野外料理をしようと思っている方は、意外とテント設営に時間を取られてしまい、料理に時間がかかってしまうのはストレスになります。ここは、極力ストレスなく、段取り上手でいきましょう。

155

バーナーで調理

火を起こして焚き火まではしなくても、ガスバーナーを使いこなせば、かなりのことが楽しめます。朝にバーナーでお湯を沸かして、コーヒーを淹れるのはテッパンです。朝が寒いほど、その味わいも最高です。玉子焼きを作ったり、焼きリンゴでスイーツ作り、また最近ではレトルトの「キャンプ飯」が多数、販売されていますから、バーナーで温めれば、手軽にアウトドア料理を満喫できます。

156

焚き火で調理

焚き火で調理するなら、焚き火台と調理器具を準備しましょう。調理器具は、ダッチオーブン、網、フライパンなどさまざま使えますが、どれかひとつから始めてみてください。

私の一番のおすすめはダッチオーブンで焼く「焼き芋」です。弱火で時間をかけてトロトロにして食べます。また、手間がかかるのが嫌なので「チキンのコーラ煮」をよくやっていました。切らずに丸のまま入れた、鶏のモモ肉やムネ肉に野菜、そしてドクドクとコーラを入れて水分が飛ぶまで煮込むと、甘く照り焼きのような味に仕上がります。

157 炭火でバーベキュー

屋外料理ではベーシックな方法です。ガス式のコンロもありますが、炭を使うとオレンジ色の炭火がとても綺麗です。炭に落ちた肉汁や調味料がジューッと焦げて、その香りが食材につく。そんなアウトドアクッキングの醍醐味を味わいましょう。

安定的な火力を望むなら、オガ備長炭などの成型炭を、ワイルドに楽しむなら、ゴツゴツした大きめの炭を、などいろいろこだわってみましょう。アルコールを吹きかけて事故になったケースもありますから、炭の扱いについては注意が必要です。また、残った炭は絶対に野には捨てず、回収BOXなど、それぞれの施設の廃棄方法に従ってください。

いかがでしたか？

次の週末、ちょっとそこまで、
日帰りでもよいので、
自然の中に出かけてみてはいかがでしょう。

職場、家庭、人間関係、日常の忙しさから離れて、
新鮮な空気を胸いっぱい吸い込んでリフレッシュしてください。

第4章

1分から始める！暮らしの中のプチ・リトリート

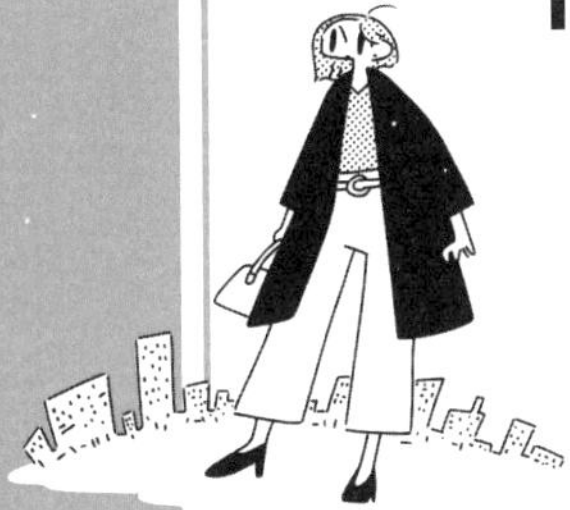

職場で、自宅で、毎日プチリト

ここまで、日常を離れた自然の中でのリトリートを紹介してきました。土日や休日を使って、溜まりに溜まった疲れを一気にとる。翌日から気持ちも新たに、仕事にプライベートに頑張れるはずです。

でも、どうしてもそんな時間が取れない。忙しくても今すぐできることが知りたい。そんな方のために、この章では、**日常の中で1分からできるプチ・リトリート（プチリト）の方法**を紹介していきます。

仕事の行き帰りや休憩中、帰宅後などにできる小さなヒントばかり。都心や住宅街の中にも、自然はたくさん見つかります。ここに紹介したものに限らず、自分好みのプチリトを見つけて、どんどん実践していってください。

仕事で嫌なことがあったとき
アイデアが出なくて煮詰まっているとき
大きな仕事を抱えて気持ちが休まらないとき
人間関係がうまくいかないとき

あなたをつかんで離さないモヤモヤから一瞬でもリトリートして、心の静けさと落ち着きを取り戻してみましょう。きっと、気持ちを切り替えて、自分らしく前に進んでいけるはずです。

また、**あなたの職場でも、興味がある人がいたらリトリートに誘ってみましょう。**

何も泊まりに行くだけがリトリートではありません。屋上でのチェアリング、近くの公園での散歩、河川敷でのマジックアワー、あなたが詳しくなったリトリートを職場の人たちとも共有し、興味がある人をどんどん巻き込んでいきましょう。

平日朝にととのう

起床

158 朝日を浴びる

朝起きたら、カーテンを開けて朝日を浴びるようにしましょう。人は朝日を浴びることで、一日の24時間時計をリセットし、体内リズムを整えるようにできています。たったこれだけで、日中のセロトニンの分泌が良くなることでストレスが軽減し、夜はメラトニンの分泌が活発になることでよく眠ることもできます。

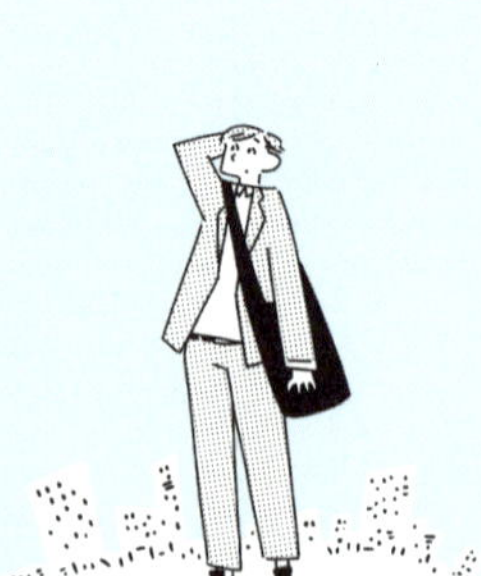

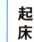

159

換気をする

「外」という自然から外気を取り入れてみましょう。起きてすぐ、できるだけ空気の澄んだ時間に部屋の空気を入れ替えて、凛とした空気を感じます。酸素の多い外気に触れることは、誰でも「今すぐ」実践できる、一番気軽な自然との「つながり」です。

160

水と食べ物でスイッチを入れる

人が寝ている間には、汗などで約コップ1杯分の水分が体から失われています。朝起きたら、まずは水や白湯を飲むことで、失われた水分の補給して、体を目覚めさせましょう。その後は朝食です。一日の始まりは、きちんと栄養も補給して、「さぁ、今日も頑張るぞ！」と心にも体にもスイッチを入れていきたいところです。

161

その日の天気をチェック

忙しくても、家を出る前にテレビやネットで一日の天気予報を確認しておきましょう。体調を崩したり、予想外の足止めに遭ったりは避けたいところです。

さらには、自分の体レーダーでも天気を感じることはできます。低気圧が通りすぎたら北風に変わって涼しい風が吹き込んでいるなど、窓を開けるとわかります。陽射しや雲の様子はどうでしょう？　気象予報士でなくても、あなた自身が天気の変化を感じる体レーダーを持っています。その感度も磨いていきましょう。

出勤

162

肌で季節をキャッチ

季節を忘れるくらい、仕事だけに没頭していませんか？　外に出たときの気温や湿度で、季節を感じることができます。外に出た瞬間、夏のモワッとした感覚、秋のサラサラした感覚、肌を敏感にして季節を感じてみましょう。最近は日傘の普及で肌にギラギラ照りつける太陽の光を感じにくくはなってきましたが「肌に照りつける陽射し」でも季節を感じることができます。

163 自宅を出てすぐ「１分瞑想」

家族と口喧嘩をした、嫌なことがあった。そんなとき、マイナスの気持ちを引きずったまま出かけていませんか？　そういうときはきっと仕事のミスも増えるでしょう。

家を出て車のエンジンをかける前、電車がやってくる前、信号待ちをしている間、目は閉じなくても構いません。１分だけ呼吸を整え、心を整えてみましょう。

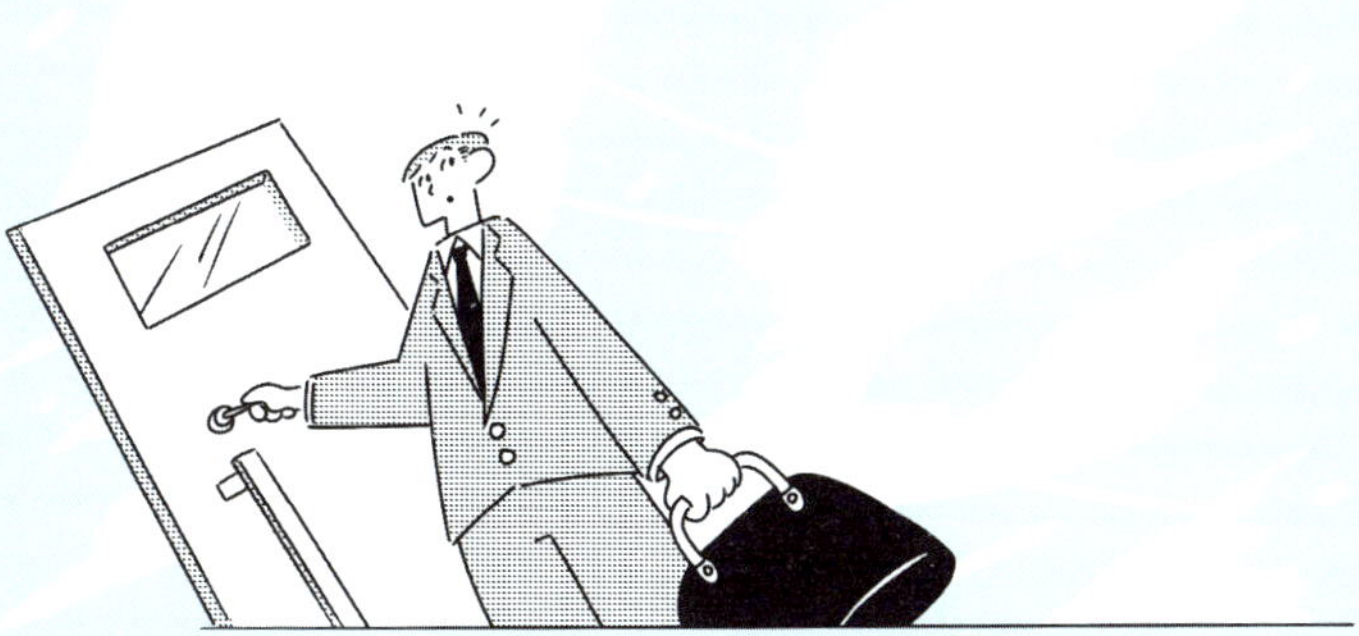

164 空を見上げる

通勤途中に「空を見上げる」習慣をつけてみましょう。雲ひとつない青空の日もあれば、厚い積乱雲や灰色の雨雲でどんよりしている日もあり、一日として同じ日はありません。空は都会の中にある一番身近な自然です。

165 自然物の「成長」に目を向ける

毎日の通り道でも、街路樹や道端の雑草は日々成長しています。自然のスピードはとてもゆっくりで、わずかな変化かもしれませんが、そんな日々の成長を見つけて観察してみましょう。他にも、ツバメが巣を作り、そして親鳥が子供に餌を与え、子供が巣立っていく。そんな一連の自然の流れを見ると、こちらもパワーをもらえます。

166 雨で躍動する生き物たち

雨で憂鬱な通勤路、人間にとっては残念な天気ですが、雨を楽しみにしている生き物もいます。住宅街なら、雨で濡れた塀にカタツムリが這っていることもあります。雨で喜んでいる生き物がいると思えば、私たち人間もまた何かプラスを見つけてみようという気持ちになりませんか？　雨だからこその楽しみを自ら見つけてみましょう。

167 水が溜まる場所を知る

通勤のときは、必ず水たまりになる場所を押さえておきましょう。そこから、どの排水溝に水が流れて、最終的にどの川に流れ込んでいくのか、水の流れていくルートを見つけます。自治体が発行するハザードマップなどを見ても「なるほど、こっちが下がっているから、この場所は危険箇所なんだ」とわかるようになります。自分の住んでいる地域の地形を知り、危険を察知する感覚を磨いておきましょう。

168 自転車で出発

あなたは普段、電車で通勤しているでしょうか？　それとも車でしょうか？　自転車で通える距離なら、たまには自転車で通勤してみましょう。ひとつ先の駅で乗り降りして、自宅からそこの駐輪場まで往復するだけでもＯＫです。自転車で「風とつながる」ことは、自然とつながることと同じです。運動しながら良いプチリトの習慣を作っていきましょう。

通勤

169 満員電車を避ける

できれば、満員電車は避けたいもの。時差通勤が難しいなら少し早い時間に会社に向かい、近くの公園で散歩したり、カフェで朝のモーニングタイムを過ごしたり、満員電車からプチリトする発想でチャレンジしてみましょう。ダイヤの乱れなどでも、「決め事だから」と無理に動かず、会社や先方に連絡を入れて待つことも検討しましょう。

ヒトは思い通りにならないこと、自由が奪われることに強いストレスを感じる生き物です。そんな状況からプチリトする工夫をしていきましょう。

170 電車から地形観察

電車の中では、スマホばかり見ていないで窓の外を眺めてみましょう。遠くに山が見えますか？　見えたなら、帰宅したら、それが何という山か調べてみましょう。そして次の週末に登ってみるのです。

河川の橋に差しかかったときに、ガタンゴトンと電車の走行音が変わるのがわかりますか？　川の名前は見えましたか？　一級河川とか二級河川とか書いてあったでしょうか？

遠くの空に稲光が見えたなら、風向きによっては、その稲光が「ゲリラ雷雨」となって近づいてくるかもしれません。外を見ているとさまざまな発見があります。これも日常でできるプチリトのひとつです。

171 車両で耳を澄ませば

身動きのとれない電車内の時間は、ポッドキャストや本の朗読など、インプットの時間にあてる人も多いですが、お気に入りの音楽を聴いてリラックスするのもおすすめです。また、意外かもしれませんが、電車のガタンゴトンという走行音は、「1／fゆらぎ」というリラックス効果のある音とされています。じっと耳を澄ましているうちに、心が落ち着いてくる効果があるそうです。

172 電車の中ではみんな「ヒト」である

電車の中では、よっぽどの有名人でもない限り、お互いが誰だかわかりません。どんなに偉い会社の社長さんでも電車の中では普通のお爺さんに見える場合もあるでしょうし、フリーターのお兄さんから若くはつらつとしたエネルギーを感じるかもしれません。みんな社会的な肩書や地位がお互いにわからない「ヒト」同士です。

いろんな人を観察して、その人が何をしている人か、その人がどんな社会的な鎧（ブランドの服や高級腕時計など）を身にまとっているのか、鎧を脱いだら何になるのかを想像してみましょう。案外みんな、鎧を脱いだらただの「ヒト」なのかもしれません。

職場でととのう

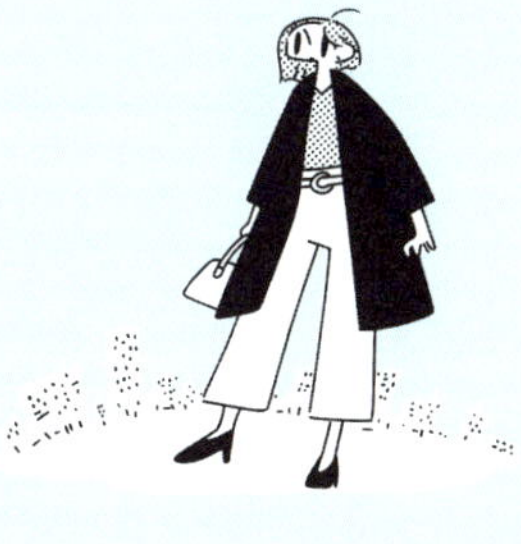

オフィス

173

ゴールデンタイムを活かす

一説には脳には「ゴールデンタイム」と呼ばれる集中力が高まる時間帯があり、起床後3時間程度だと言われています。ヒトが自然物としてそうできているなら、その摂理に従うほうが無理がないでしょう。

朝一番でメールをチェックして一日の段取りを済ませ、創造的な仕事や重要な決定は午前中に行ないます。このゴールデンタイムに、企画書や提案書の作成、大事な会議や打ち合わせに集中するのです。午後は、単純作業や事務作業などにあてるとよいでしょう。

174 シングルタスクで集中する

「俺はマルチタスクだ」と忙しそうに働いている人もいますが、それで生産性が高いかどうかはまた別の話です。ヒトは仕事を何個も同時にするように作られていません。それよりも段取り上手になって、シングルタスクを着々とつないでいきましょう。一つひとつ集中してこなしていけばよいのです。ヒトの脳がひとつしかないこと、体がひとつしかないこと、そんな生き物としての摂理に仕事を合わせていきましょう。

175 苦手な人からリトリート

職場で苦手な人や嫌いな人がいたら、なるべく意識から離し、心の距離を取りましょう。物理的には無理でも、工夫次第で気持ちはずいぶんラクになれます。心の「転地療法」、すなわちリトリートです。

176

PCの壁紙を自然の風景に

バーチャルであっても、自然の音、映像、画像を目にすることは、リラックス効果やストレス低減効果があるとされています。

パソコンの壁紙を自分がリトリートで訪れた・訪れたい自然の風景にしてみましょう。仕事の合間にひと目見るだけで、ありのままの自分に戻れる、自分らしさを取り戻せる。そんな心の故郷になる光景を貼っておきます。息抜きに、フルスクリーンで自然風景の動画を眺めるなども、よいリフレッシュになります。

177

「色ペン」でアクセント

最近のメモやデスク周りを眺めてみてください。遊び心を忘れて、つい黒のボールペンやシャーペンばかり使っていないでしょうか。自分の手帳に書き込んだりするなら、色ペンを使うのもよいです。特に緑色のペンはおすすめで、人の心を癒してくれます。私も普段から色ペンを使用しています。

178

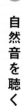

自然音を聴く

職場で音楽を聴くことが可能であれば、歌詞のない曲や自然音ＢＧＭがおすすめです。川のせせらぎ、鳥の鳴き声、波の音、さまざまな音が出回っていて、これらを活用しない手はありません。最近は、「25分の作業＋５分の休憩」で生産性を高めるポモドーロ・テクニック用の音源などもありますので、自分に合うものを取り入れて、パフォーマンスを上げていきましょう。

179

オフィスも換気

職場でも部屋の換気は重要です。感染症の予防になるだけでなく、人の呼気などによって、二酸化炭素濃度が高まることを防ぎ、室内での作業効率を落とさずに済みます。窓を開けられないオフィスビルなどでも、空調やサーキュレーターなどを活用して、脳に新鮮な酸素を取り入れ、常に自然の新鮮な空気を取り入れるようにしていきましょう。

180

自力で冷暖房対策

夏は営業部の希望で冷房がきつく、体はガタガタ。逆に冬は全館一括の暖房で乾燥し、喉はカラカラ。全員が快適なオフィスはなかなか実現しないものです。こうなったら、もう自力で対策するしかありません。

オフィスの中と思わず、これもある意味、ヒトが作り出した人工の自然環境だと思って、夏は羽織ものなどで保温する、冬はマスクで喉の潤いを保つ、こまめに水分を補給するなどの工夫をしましょう。

可能であれば外気に当たることも自律神経のバランスを整えるには大切なことですので、ランチなど、ちょっと外に出られる時間があるの

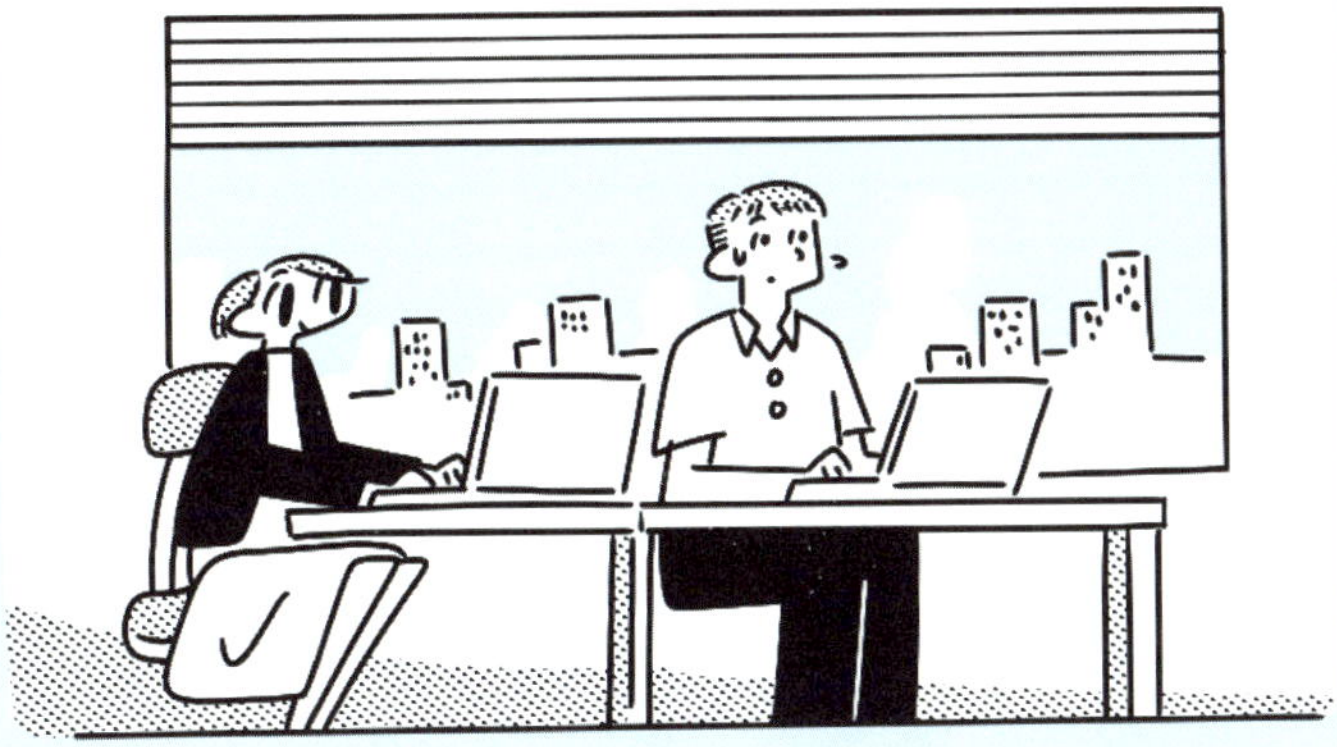

なら、外気に触れる時間も作ってみましょう。

ランチ

181 並ばない

あなたはランチで並んでいませんか？　行列は「ヒト」にとって自然から離れた行動だと私は感じています。自然の生き物は並ばず、ひとつの場所に餌を置けばワッと集まります。人間は、さすがにそれをするわけにいきませんが、無理に行列店に並ぶ必要はありません。

美味しいものを食べるのではなく、美味しく食べる環境のほうを優先してみませんか？　空いている店を探す、お弁当を持っていく、などなど、行列を避けて「ヒトに戻る時間」を取るようにしましょう。

182

席メシでも外出

一日中、自席で座りっぱなしでパソコンやスマホ、では脳が休まる暇がありません。せっかくなので一日一度はプチリトで屋外に出てみましょう。自席でお弁当でも、食べ終わった後は少し時間があるはずです。近くの公園を散歩してみたり、会社の屋上などで一息ついたり。自分の人生は自分が主役。組織から離脱して素の自分に戻れるひと時を、持ちましょう。

183

パワーナップで午後も元気

30分以内の仮眠は脳の活力を取り戻してくれます。スマホなどで20分程度のタイマーをかけておくと寝すぎずに済みます。コーヒーを1杯飲んでから仮眠すると、ちょうど起きるときにカフェインが効いてきてシャキッと起きることができるでしょう。たとえ眠れなくても目を閉じているだけでOK。要は少しでも脳を休ませることです。なるべく静かな一人の空間を見つけられるとよいですね。

184 眠れないなら10分瞑想

眠るのが難しい方は、瞑想もおすすめです。自分のデスクでもよいですが、できれば休憩室など、一人になれる空間がよいでしょう。

丹田（おへその下）に意識を向け、椅子でもよいですし、和室のような空間なら胡坐《あぐら》で座ります。目を閉じ、静かに自分の呼吸に意識を向けます。雑念が浮かんできてもＯＫ。脳は考える器官ですから、それが自然です。いろんなことが浮かんできますが、呼吸にまた意識を戻す。その繰り返しで、徐々に頭の中がクリアになってきます。仕事の優先順位や重要なポイントに気づくなど、直感力も研ぎ澄まされます。

職場で1分エクササイズ

185 瞑想1分

毎日忙しい。しかし「1分も時間が取れない」という方は、そうはいないでしょう。ほんの数分でも、瞑想の習慣を持つことは、しばし脳を休めて自分の頭を整理してくれます。

このような「ととのえる」時間は、タイムロスではありません。脳がごちゃごちゃのまま、ランダムに仕事を進めていくことのほうが、実際にはタイムロスが大きいです。目を閉じて1分、呼吸にのみ集中してみましょう。わずかな時間でも、自分の内なる自然に触れることでリラックスできます。

186 脱力1分

職場で肩が凝ってきたら腕を前にだらんと垂らし、前屈のポーズを取ってみましょう。ももの後ろ側を伸ばす前屈ではなく、ひざは曲がっていても構いません。脱力することで肩の力、首の力が自然に抜けてきます。

187 グラウンディング1分

心を落ち着け、地に足を着けるリラクゼーションです。椅子に静かに腰かけ、両足を肩幅くらいに開きます。自分の足が大地に深く、地球とつながっているような意識を持ちます。心が穏やかになり地球と一体化したような気持ちになれれば、グラウンディング終了です。

188

鏡で1秒姿勢チェック

都会には、ショーウィンドウなど、さまざまな場面で自分の全身が「映る」場所があります。呼吸法やヨガの基本は「呼吸を整え、姿勢を整え、心を整える」こと。1分瞑想と共に、1秒姿勢チェックも習慣にしてみてください。猫背でもなく反り腰でもない「ヒト」として一番自然で真っ直ぐな、スクッと立ったときの子供のようなエネルギッシュな姿勢でいましょう。

都心でととのう

都心でプチリトリ

189

近くの公園に行く

都心で落ち着くところの定番は、やっぱり「公園」でしょう。自然公園のような大きなものから、ちょっとした空き地のような小さなものまで、職場の近くや自宅の近所、または出張先など、いくつか見つけておくとよいと思います。

今はGoogleマップもありますから、全面芝生と人工物だらけの公園なのか、それとも木々が茂っている公園なのか、航空写真ですぐにわかります。事前に調べてメドをつけ、

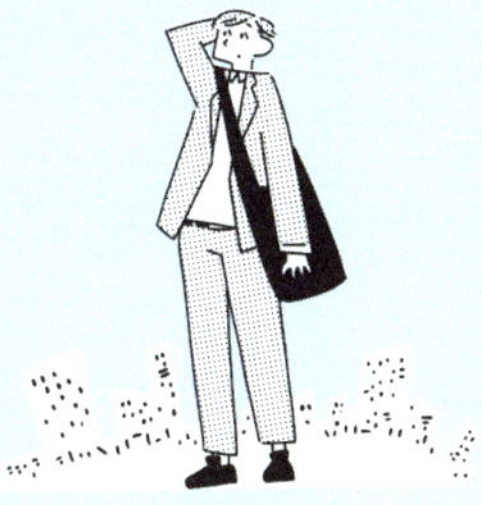

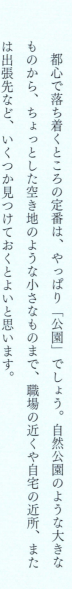

実際に訪問して、いつでも近場でプチリトできるようにしておきましょう。

190 緑化エリアを散策

都会には公園でなくても、「緑化」されている場所がたくさんあります。樹木の名前が書かれた札が立っていて、さらに詳しい説明までついていることもあります。目的地まで直行直帰するだけでなく、立ち止まってそんなエリアを散策してみましょう。ビルの合間が緑化空間になっていたり、屋外テラスが緑化されているカフェで、季節の花々が植えられているところもたくさんあります。河川敷も自然が残る緑化エリアです。

191 神社やお寺の境内

神社やお寺の境内は、都会の中にも自然が残る希少なスポットです。通勤途中や自宅近く、職場の周りなどで、自然に触れられる場所を探しておきましょう。鎮守の森のようになっていれば、なおよいです。

リトリートでは、「ボディ・マインド・スピリット」を大切にしており、スピリットはこのように超自然的な存在とつながることでもあります。ご先祖さまや氏神さま、お寺の仏さまや神社の御祭神など、日常を超えた自然とつながってみましょう。

192

高いところに登る

職場に屋上があればベストですが、それ以外にも通勤途中や近くで、高く遠くまで見渡せるような場所を探しておきましょう。

田舎でも都会でも「空」は共通の自然です。また、視座を高くして、いつもの場所を見ることは、物事を俯瞰する機会にもなります。

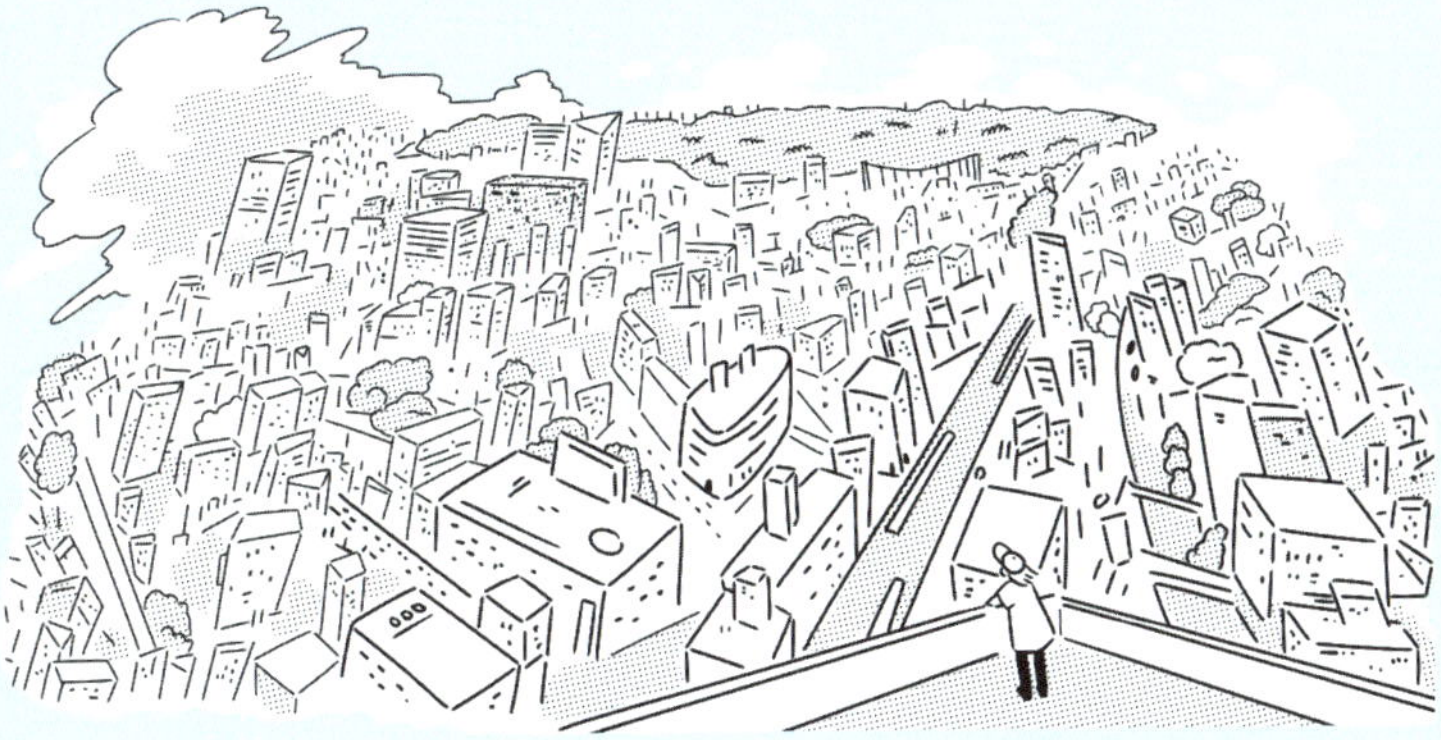

193 都心でも天候の変化を察知

都心でも、雨が通り過ぎた後に虹が出ていることがあります。夏の夕方なら、稲妻が光って雷が鳴り出したり、冬なら、ふと窓の外を眺めると雪がひらひら舞っていたり、自然現象はどこにいても私たちの暮らしに密着しています。

急に真っ暗になってきたら、建物の陰に隠れる、電車が止まるかもしれないと予測を立て、早めに帰宅してリモートで仕事をするなど、いざというときスムーズに動ける感覚を磨いておきましょう。

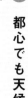

194 自分のランドマークを見つける

ランドマーク（目印）になる自然物は、あなたの心の故郷です。ここから見える富士山が最高、ここから見える海が、川が、夕日が、など、きっとお気に入りのものがあるはず。なければ見つけてみてください。リトリート的に良いのは、都心からでも見える山などの自然物ですが、自分が癒されて気持ちをリセットできるのであれば、身近な建造物やスポット、夜景などの人工物でも構いません。

都心の自然

195 街路樹にタッチ

街路樹にハグとはいかないまでも、幹や枝にタッチして自然の生命力を感じてみましょう。人工物の多い都心では、眺めるだけでもリフレッシュ効果があるそうです。街路樹には剪定時期があり、丸坊主になったかと思うと、切り口からニョキニョキと新芽が出てき再び満開の花を咲かせてくれます。そんな生命の循環を五感で味わってみましょう。

196 植栽に別の植物

毎日通る道には、ツツジやサツキの植栽や、さまざまな植え込みがあります。しかし、ナンテンや、ヤブガラシ、セイタカアワダチソウなど、さまざまな植物が、そこから自生し始めます。きっと風に乗って種が運ばれてきたり、鳥が実を食べてフンとして種が運ばれてきたりしたのでしょう。この植物の種はどこから運ばれてきたのかな?なんて思いを馳せるのもよい心のプチリトになります。

197 三大香木で季節を感じる

「キンモクセイの香りがしてきたら、山にはキノコが出ているよ」。全国的な口伝かはわかりませんが、こちら千葉県の中央部では、9月末頃からのキンモクセイの香りをそんなふうに受け取っているようです。

合わせて三大香木と呼ばれているジンチョウゲ(2~4月)やクチナシ(6~7月)も、同じく花の香りで季節の移り変わりを知らせてくれる花木で、都心や住宅街でもよく見かけます。風上から運ばれてくる花の香りをキャッチして、探しに行ってみましょう。

198

都会で実りの秋を楽しむ

実りの秋は都会も同じです。公園の木からはどんぐりが落ちていたり、街路樹が色づいていたり、落ち葉が地面を敷き詰めていたり、とても美しい眺めが味わえます。

秋は四季の変化を、散る、落ちる、実るといったカタチで、私たちにその風情を感じさせてくれます。落ち葉やどんぐりなど、拾ってトレーに置いて飾ってみたりしてもよいでしょう。イチョウは、雌であればギンナンが落ちていることもあるので、拾って食用にする人もいるようです。

都心の生き物

199

こんなところにも住んでいる

私は六本木ヒルズの真下（六本木さくら坂）でアリとダンゴムシ、横浜駅そばの河口でクロダイ、東京駅八重洲口のロータリー植栽でミツバチを見つけたことがあります。都会に残るわずかな自然の中でたくましく生きる生き物の姿に出会うと、とても元気が出ます。皆さんも、ぜひ探してみてください。

200 セミを素手でキャッチ

セミなら都心にもたくさんいます。アブラゼミやニイニイゼミなどは幹の色に近く、なかなか見つけにくいですが、鳴き声が聴こえてくる方向をじっと見ていると、案外下のほうにいることもあります。そんなときは網を使わず、手で捕まえてみましょう。そろりそろりと近づいて、パッと手づかみ。ジジジ！　ジジジ！と捕まえたら変わる鳴き声、羽をバタバタさせようと手を押し返す羽の力、子供のときに戻ったような気持ちになれますよ！　観察を終えたらすぐに逃がしてあげましょう。

201 鳥の暮らしを眺める

近年は都市部にも適応して、私たちの身近にも、さまざまな鳥が暮らしています。双眼鏡などなくても、多くの鳥に出会えるでしょう。ハトやカラスはもちろん、スズメやツバメなどの身近な鳥、川の近くであればカルガモ、ショッピングセンターの駐車場にはハクセキレイなど。何かを食べたり、ときには仲間とケンカをしたり、そんな姿を目にすることもできます。見つけたら、ネットで何という鳥だったか調べてみるのもおすすめです。

202 河口をのぞき込む

都市にいても、川の河口付近にはさまざまな生き物がいます。河口は、淡水と海水が混じり合う、栄養豊富な場所です。岸壁にもカキやイガイ、それを食べにくるクロダイや、沖にはウミウなど、多くの動植物が集まっています。

海沿いのエリアに行く機会があったら、「こんな都会に生き物なんていない」と思わず、水辺をのぞき込んでみましょう。コンクリートだらけの、一見、殺風景な場所でも、意外と多くの生き物に出会えます。

平日夜にととのう

夜空

203 マジックアワーを楽しむ

春から初夏にかけて日が延びた夕方、早く仕事が終わったらマジックアワーを感じてみましょう。日没後の数十分、少し近くの公園などに寄り道して、空がグラデーションに変化していくのを感じます。赤から青へと移り変わっていく様子は、前半をゴールデンアワー、後半をブルーアワーと呼ぶこともあります。

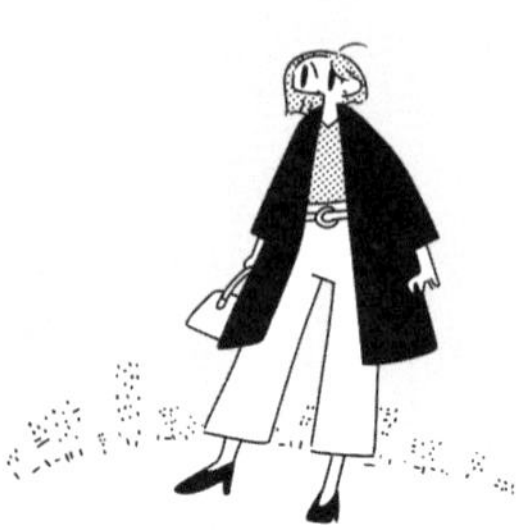

204

一等星を探す

会社帰りには、夜空を見上げてみましょう。街は山奥ほど星は出ていませんが、夜空全体で「一等星」と呼ばれる一番明るいランクの星は21個あります。それらはとても明るいため、都会でも見ることができます。あなたの住んでいる場所から、一等星を何個見つけることができますか？　夏の大三角などは、とても見つけやすいです。

205

月を愛でる

月は都会にいてもよく見えます。「今日は満月なのか・半月なのか」「徐々に満ちていくとき・徐々に欠けていくとき」、夜空を眺める習慣ができてくると、月の満ち欠けのリズムもわかってきます。

最近メディアでは、スーパームーン、〇〇ムーンなどと、何かにつけて満月至上主義なところがありますが、それだけではもったいないです。満ちていくときの上弦の月、欠けていくときの下弦の月、そして、雲間に微かに見える「おぼろ月」。満ち欠けの循環や、さまざまな陰影や変化を見せる過程をぜひ楽しんでください。

206

流星群を眺める

流星群とはたくさんの流れ星が現れる現象です。しぶんぎ座流星群、ペルセウス座流星群、ふたご座流星群などが有名で、都会でも夜空が開けた場所であれば、大きめの流れ星なら見ることができます。明け方まで見られることが多いので、いったん帰宅してから本格的に見に行くのもおすすめです。立ったままだと首が疲れるかもしれず、公園など寝そべることができる環境がよいです。レジャーシートやヨガマットを使うのがおすすめです。

アフターファイブ

207

炭火や直火料理など

職場の同僚や、友人と飲んだり食べたり、歓楽街に繰り出すこともあるでしょう。そんなときは「火」を間近にできる料理にしてみてはいかがでしょう。炭火焼肉、焼き鳥、シラスコなど、都会の中でこそ味わえる火のぬくもりを感じてみてください。しゃぶしゃぶや鍋料理など、その場で鍋を囲んで味わえるものもよいですね。

208 テラス席を楽しむ

夏の夜はビアガーデンや屋上テラスといったところでしょうか。もちろん、季節は夏に限らずですが、屋外で外気にあたりながらの飲食は、何とも言えない開放的な気分を味わえます。歩道を行き交う人々を眺めながらもよし、隠れ家的な庭や緑化した空間でくつろぐのもよし、川や海などの絶景を楽しみながらもよし、外気とつながる場所で飲食を楽しんでみましょう。

209 飲みすぎない

健康的なリトリートライフを送るのに、お酒との上手な付き合い方は必須です。飲みすぎないのにはコツがあります。「もう一杯だけ飲みたい」、この最後の一杯を未来に取っておくことです。別の言い方をすると、深酒して飲んだ最後の一杯が、翌日の朝に残る一杯とも言えます。すっきり目覚める朝があってこその充実した毎日です。たった一杯の先送りが、人生全体の質を各段に向上させてくれます。

寄り道

210 あえて遠回りする

職場で嫌なことがあった。そんな気持ちを引きずったままでは、自宅に帰ってもいい気分で過ごせません。そういうときは、公園のベンチなど一人のんびりできる場所へ遠回りしてみてください。気分転換のために高台やお気に入りの公園など、ふと「プチリト」できる場所を、普段から見つけておくことも肝心です。寄り道はマイナスではない、この新しい価値観を身につけることがリトリートの大きなポイントです。

211 「ひとつ前の駅」で降りてみる

ほんのちょっとの気持ちの余裕が、プチリトではとても大事です。いつもの帰り道、毎回、毎回、同じコース・同じパターンになっていませんか？　たまにはひとつ前の駅で降りて、運動も兼ねて歩いてみましょう。その途中で都会に残る自然を探しながら帰宅してみましょう。

212 公園で虫の声を聴く

夏は虫そのものを探しますが（カブトムシ、セミ、バッタなど）、秋の虫は「音」を探します。都会でも秋の公園の茂みからは、虫の大合唱が聴こえます。おそらく何種類かの虫の声が聴こえてくるはずです。スマホで録音しておいて、帰ってからYouTubeなどにアップされている音と比べてみましょう。何が鳴いていたか、どんどん秋の虫がわかってきます。

213

河川敷を歩く

どんな街でも、たいてい「川」は流れていて、河川敷があります。そこは都会でも数少ない自然に触れることができる場所です。通勤経路で、ひとつ前の駅で降りて歩く、ふたつ前の駅で降りて駐輪場に停めてある自転車で帰宅する、など通勤経路に「河川敷」を入れ込んでみましょう。開けた場所を少し歩くだけでも、気分は大きく変わります。

214

水辺の夜景を堪能

オーシャンフロントや運河、川が近いところで仕事をしている方は、水辺に寄り道してみましょう。運河など対岸が見える場所は、夜景が水面に反射して二倍綺麗に見えます。

レインボーブリッジのように橋をライトアップしているところを眺めたり、夜の公園でバスケットをしている若者たちの元気な声に耳を傾けたり、川沿いをランニングしている人たちのエネルギッシュさを感じてみたりなど、水辺の情緒に浸ってみてください。きっと気分も静かな水面のように落ち着いてくるはずです。

帰宅後

215

食事は寝る3時間前までに

あまり寝る前にお腹をたくさましくして寝ると、太るだけでなく眠りが浅くなると考えられています。一日頑張った心と体を修復し、明日の英気を養うという、睡眠本来の役割が果たせません。なるべく食事は寝る3時間前に終わらせて、体に負担をかけないライフスタイルを心がけましょう。

216

心の内を自由に書き出してみる

書く瞑想、写経、日記、ジャーナリングなど、書くことは心にとって良い効果があります。寝る前に、自分の心の内を自由に書き出す、その日あった「いいこと」を3つ書き出す、無心で写経をする、など方法はさまざまです。

私のおすすめはスケッチブックを使う方法です。思ったことや発想を色鉛筆や色マーカーでカラフルに書いていきます。何もない白いページに、自分の思いを書いていく気持ち良さは格別です。ぜひ一度、やってみてください。

217 キャンドルを灯す

部屋の電気を消して、キャンドルの明かりでくつろいでみましょう。焚き火と同じく、じっと炎を見つめていると、落ち着いた気分になってきます。アロマキャンドルなら同時に香りも楽しめます。キャンドルの明かりのみで瞑想したり、音楽を聴いたり、スローな夜を楽しみましょう。キャンドル風の明かりでもＯＫです。

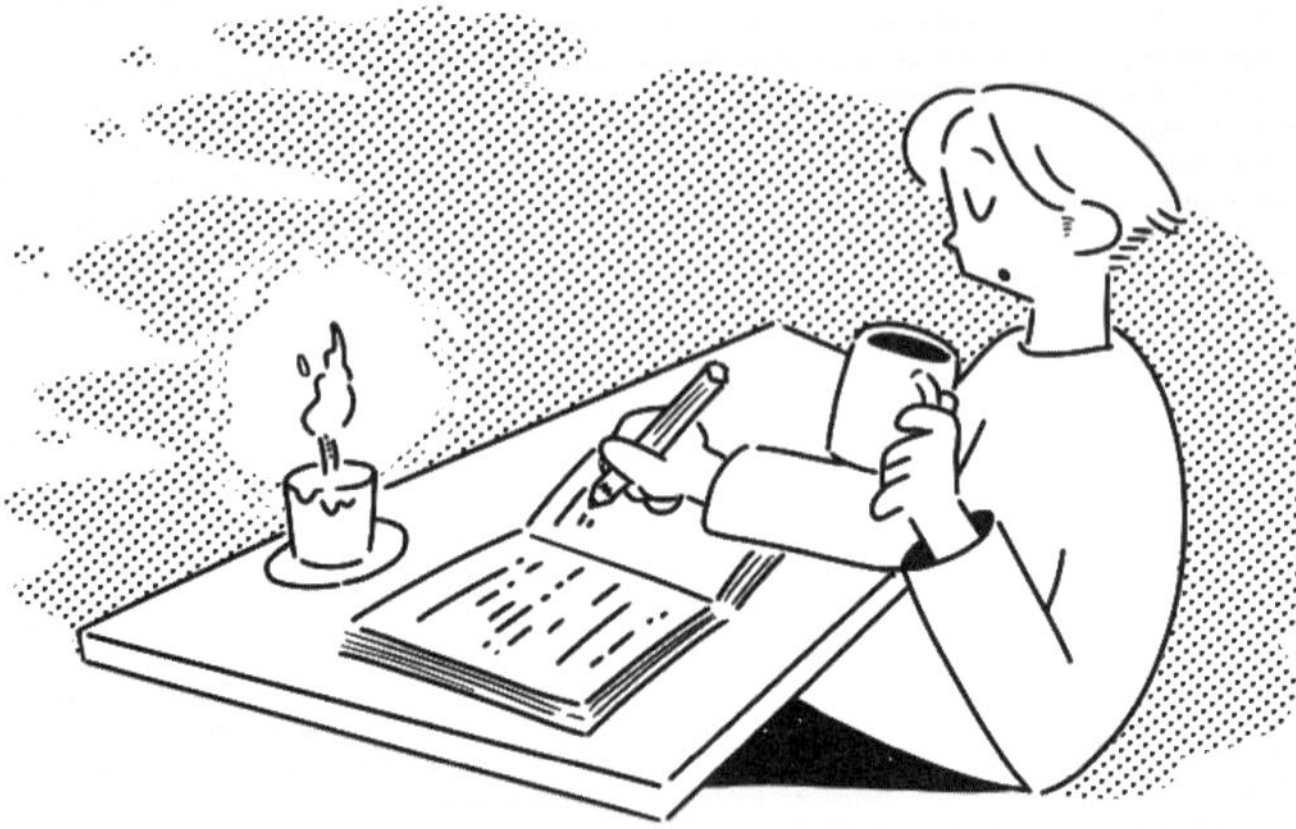

218

お風呂に「アロマ」を一滴

忙しいと、さっとシャワーを浴びるほうが簡単ですが、できれば湯船に浸かってリラックスする時間を取ってみましょう。私のおすすめは、エッセンシャルオイルを一滴、お風呂に入れることです。お好きな香り（アロマ）で楽しんでください。ヒノキやユーカリなどのウッディな香りは、森林浴のような清々しい気分が味わえます。

219

「眠くなったら寝る」のが理想

睡眠には「最低○時間」など、さまざまな説がありますが、ヒトとしての基本は「眠くなったら寝る」ではないでしょうか。良い睡眠のためには、「夜に自然と眠くなるくらい、しっかり日中に活動する」ことが大切です。

また、「忙しいから」と眠らずにいると、いつの間にか仕事の効率が落ちて悪循環です。今の自分には何が本当に必要で、何が本当は必要でないのか、しっかり睡眠を取り、冴えた頭で見つめ直してみることも大切です。

心身をととのえる

スマホ

220 デジタル・デトックス

スマホにパソコン、タブレット。あなたは一日にどれくらい使っていますか？　仕事以外の時間でも、ＳＮＳ、ネットショッピング、ネットサーフィン、YouTube、ドラマ、ゲーム……もはやデジタル機器とつながっている時間がほとんどではないでしょうか。

そもそも「ヒト」はそんなふうにできていません。毎日寝る前の数時間を読書や入浴、瞑想、運動などにあてる、週末の１日は自然の中にリトリートに出かけるなど、デジタル

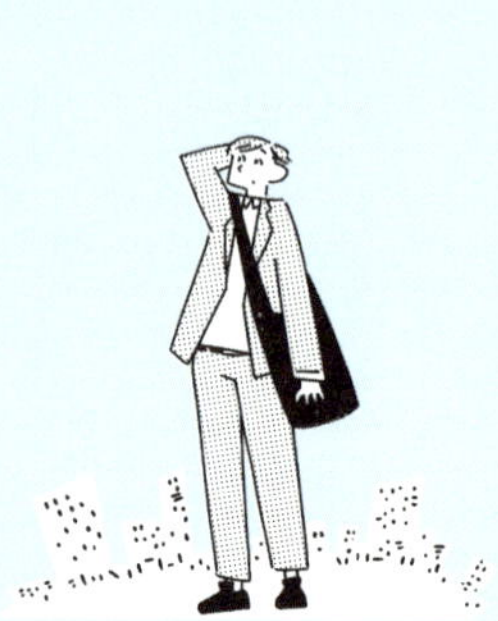

機器から離れる時間を設けてみましょう。外に意識を向けるだけでなく、自分と向き合う時間も必要です。

221 ネガティブな影響から遠ざかる

目的もなく「暇つぶし」でネットを見ていると、良くない影響を受けやすくなります。世の中にはSNSなどで、何かと人に噛みついていないと気が済まない人も、世の中にはいます。もともと気にならなかったことなのに、いつの間にか誰しも内に持っている否定的、攻撃的感情を煽られて「そうだ！ そうだ！」と怒りを引き出されているケースもあります。そういった「目的のない怒り」「意味のないストレス」を減らす。そのための「スマホ断ち」。膨大な情報という大波からのリトリートです。

222 仕事の連絡ルールを見直す

緊急用にどうしてもスマホの電源を切ってはいけない方もいらっしゃると思いますが、

そうでなければ「今日の帰り道は電源を切る」など、意識的に誰ともつながらない時間を作ってみましょう。

現代のような「常時接続」の社会では、職場の人たちとも連絡の時間をルール化しておくなど、オフラインの時間を作る工夫が必要になってきています。

メールやチャットの返信も、帰宅後や土日は必須ではないかもしれません。難しい課題かもしれませんが、取り組めるところから取り組んでいきましょう。

223

本物のリア充になる

あなたは、背伸びしてSNSで「リア充」を

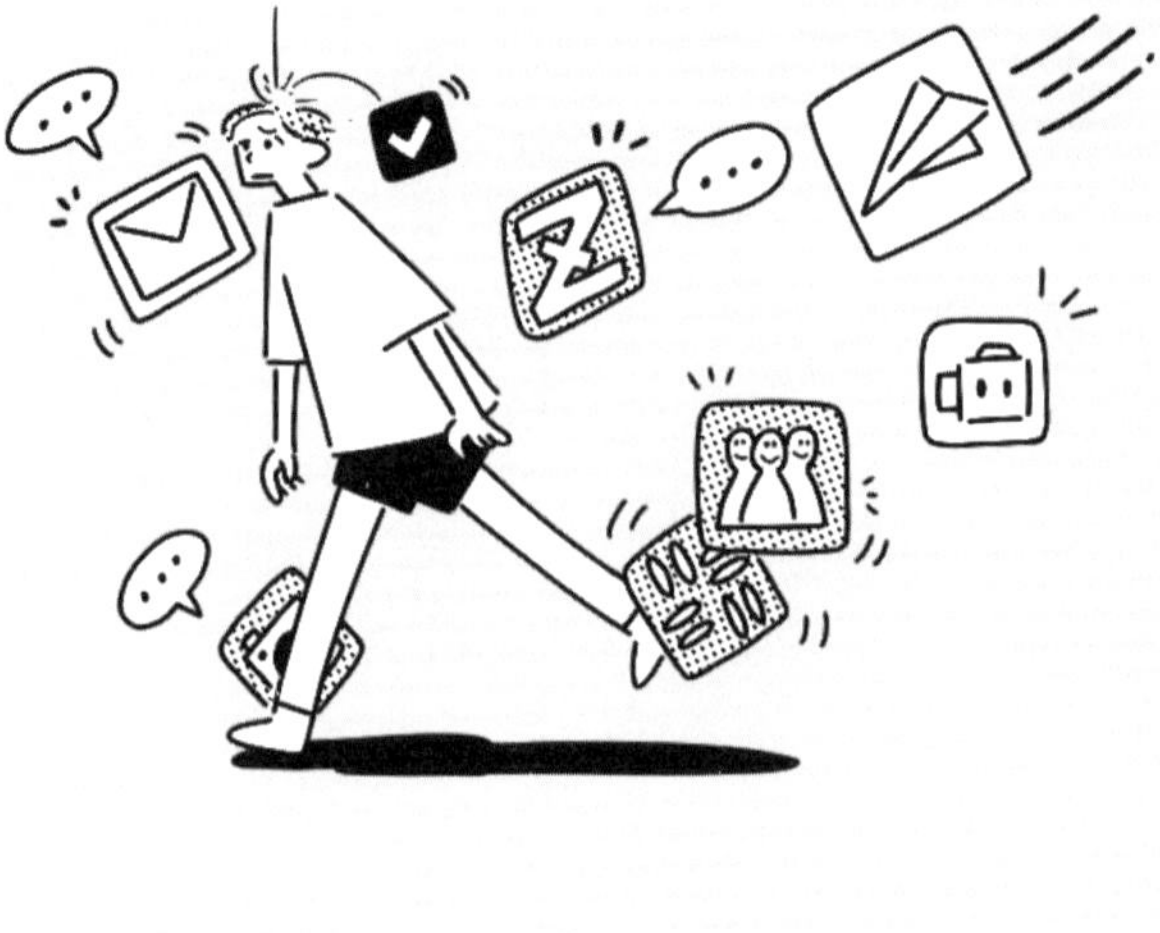

演出していないでしょうか？　人気のスポットや話題のアイテムを追いかけて、慌ただしく画像をシェア。そんな無理をする必要はどこにもありません。

日々、当たり前に存在してるように見える自然からさまざまなメッセージをもらう、野に咲く花の美しさや、その花が良い香りがすることを知っている。そういう小さな発見も人生の充実です。誰かに見せるためではなく、自分が満たされるために、自然と調和した「本物のリア充」を目指してみましょう。

体調

224 天気で体調の変化を予測

低気圧による頭痛をお持ちの方などは、すでに実施しているかもしれませんが、天気予報を読んで体調の変化を予測しておきましょう。その他、眠気やめまい、関節の痛みなど、天気と自分の体調や気分が連動していることは意外と多いものです。早めに察知して、大事な用事などは片づけておきたいものです。

225 季節の変わり目に要注意

私たちは季節変動に合わせながら生きている自然物「ヒト」です。春から夏にかけては急激な気温の上昇に体が追いつかず、熱中症になりやすいですし、冬場は日照不足で気分がふさぐなど、メンタル的にやられやすいです。

春から夏にかけてはアウトドアサウナで汗腺を活性化しておくとか、冬場は外にウォーキングやチェアリングに出て、思いっきり太陽光を浴びる時間を作るなど、自分が陥りやすい悪循環を事前に把握して、それに対応するプチリト計画を立ててみましょう。

226 食べて養生する

最近は、カロリーは足りていても必要な栄養が摂れていない、現代型の栄養不足の方が増えているようです。タンパク質やビタミン、ミネラルが不足すると、体調がすぐれない原因にもなります。サプリメントもさまざまなものが出回っていますが、すべてをカバーできるわけではなく、ある程度整った食事がベースにあるのが基本です。

「人は食べているものでできている」とも言われます。自家菜園で育てた野菜を取り入れるなど、食べることそのもののプロセスを楽しみながら、体調を整えていきましょう。

227 「腹八分目」を保つ

なかなかできないことではありますが、ほとんどの人がこの言葉の深みに思い知らされた経験があるのではないでしょうか？

健康診断のときに、または体重計に乗ったときに――もちろん私も同じです。特にストレスがかかるとヒトは過食になりがちで、食べるペースも早くなってしまいます。

一口食べたら箸を置く、汁物や野菜から食べる、ながら食べをしない、など食べ方でもある程度の過食は防げます。あとは、食べること以外でのストレス解消を習慣づける。そのためにも日常の中にリトリートを取り入れることを心がけてください。

228 プチ断食でデトックス

断食（ファスティング）というと、ストイックでしんどそうなイメージですが、「16時間断食」のように短時間であれば、いつでも気軽に行なうことができます。一日のうち、16時間を食べずに過ごす。たとえば、20時頃までに夕食を終えたら、翌日は朝食は抜いてお昼頃に食べることになります。腸内環境が整い、免疫力の向上、ダイエット効果などがあるとされており、毎日行なう必要もありません。週に一度など、無理のないペースで試してみるのがおすすめです。

229 自らの自然治癒力を味わう

かなり上級編ですが、風邪を引いて、風邪のピークが過ぎ治っていくときの回復感を味わいます。自分の中に宿る、内なる自然のパワーを感じてみてください。ちょっとした擦り傷や切り傷なども、いつの間にか治っている、ということも多いですね。私たち「ヒト」に宿る力は計り知れません。

暮らしでととのう

衣

230 自然素材の「服」を着る

自然を「まとう」イメージです。ナイロンやポリエステルなどよりも綿や麻など、自然素材を使った服を着てみましょう。手袋や帽子、マフラーなど一部でもOKです。「肌触りが心地良い」というだけでなく、環境を意識するなど気持ちの張りや、マインドの心地良さも得られます。ひとつ自然素材の服を着るというアクションを起こしただけで、同じ志向の人と出会うなど、人とのつながりにも広がりが生まれてきます。

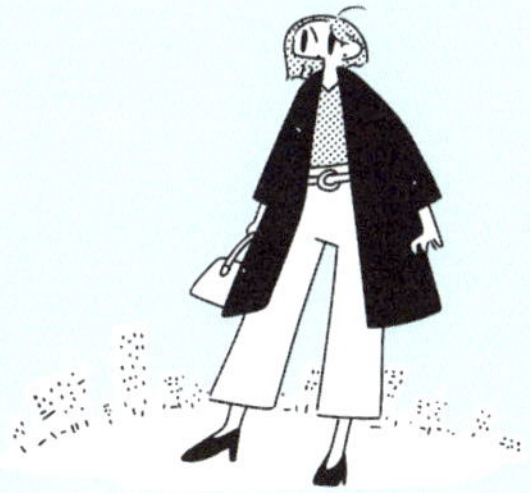

231 強い香りは使わない

自然を五感で味わうためには、普段から自然の香り以上の強い香りを身につけておかないことも大事なポイントです。化学物質で合成された香りの強い柔軟剤などを使用するのは、なるべく控えるようにしておきましょう。そうすることで、風に乗って運ばれてくる花の香りなど、自然の繊細な香りをキャッチできるようになります。

232 帽子を被《かぶ》る

私は年中、麦わら帽子を愛用しています。何も麦わらにこだわる必要はありませんが、最近の強い陽射し、夏の暑さから身を守る意味でも、冬場の冷たい風から頭を守り、血圧の急激な変化を予防する意味でも、暮らしの中に帽子を取り入れてみてはいかがでしょう？　最近では日傘ばやりですが、休日には帽子もおすすめです。ぜひ、お気に入りのものを見つけてみましょう。

233 靴底で地面を感じる

あなたは地面の質を感じて歩いていますか？　土は土、アスファルトはアスファルトの質感があります。せっかく公園に行っても、靴の汚れや傷みが気になって土や砂利の上を歩けない。それではもったいないです。普段からできるだけ、スニーカーやサンダルなど、歩きやすい靴を履く機会を増やしてみましょう。

上級者は「下駄」に挑戦するのもおすすめです。足の裏に感じるのは木ですが、木はダイレクトに地面の質感を伝えてくれます。やっぱり私たち「ヒト」は土の上を歩いていた生き物です。その感覚を取り戻しましょう。

食

234 自炊を楽しむ

今はコンビニもスーパーも充実しています。そんな便利な時代だからこそ、自炊で「ヒト」としての感覚を取り戻してみましょう。食材を自分の目で選び、自分好みの量や味つけで楽しみます。手先に没頭して何かに集中することはリフレッシュ効果も大きいです。全部が全部自炊する必要もなく、気が向いたときだけで構いません。早く帰宅した日に楽しみましょう。

235 スーパーで「旬」の食材を買う

スーパーで路地ものの旬の食材を探してみましょう。今は温室栽培の発展で、どんな時期でも同じ食材が手に入りやすいですが、今の時期、自然のままだと、何が手に入るのか、そう考えて買うと楽しいし、美味しいです！

236 季節の食習慣にならう

季節ごとにある行事食を味わいましょう。正月のおせちやお雑煮、疲れ気味の胃腸に七草がゆ、良い運気を取り入れる節分の恵方巻、土用の丑のウナギ、中秋の名月の月見団子、冬至のカボチャなど。地域によっても特徴があるでしょう。その地域にとって必要な栄養や行事としての意味があるのだと思います。ぜひご自身の住んでいる土地の食習慣を調べ、楽しみながら文化体験してみてください、きっと昔の「ヒト」とつながれると思います。

237 自分で魚をさばく

これはぜひやってみてください！　スーパーで魚を丸ごと買ってきて、自分でさばきます。3枚おろしの方法などはYouTubeでもアップされています。おすすめは「胃袋」を開けて、その魚が何を食べているかを調べることです。たとえばカニやエビなどが出てきて、この魚はこれを食べているんだ、などと理解が深まると同時に、自然のもの同士は必ずつながっており、単独では存在していないことを理解するきっかけにもなります。

238 アサリやシジミの砂抜き

最近はすでに処理をされて売られていることも多いですが、砂抜きが必要なものを見つけてやってみましょう。潮干狩りでゲットするのもよいです。

買ってきた状態で貝は生きています。塩水を入れたボウルに数時間浸けておいて、砂を吐かせてみましょう。水管と呼ばれる口のようなところから水を出したり吸ったり、観察していると面白いものです。買ってきたものなら30分程度、獲ってきたものなら5〜6時間も経てば、調理して食べられます。

239 ぬか漬けに挑戦

ぬか漬けにチャレンジしてみましょう。時間と共に変化する味わい、毎回少しずつ違う香り、カビが生えて失敗してしまう、などなど、人間の思った以上になることもあるし、思わぬ残念な結果になることもあります。そういう意味では、ぬか床とは、まさに自然そのものです。人間の思い通りにはコントロールできない「自然」と付き合う驚きや面白さを感じてみてください。

240

梅干し、梅酒作りに挑戦

旬の食材を使った保存食作りにチャレンジしてみましょう。中でも「梅」は、梅酒や梅干しにして年間を通して楽しむことができます。梅シロップでや梅ジャムでもOKです。完熟梅の香りは格別で、何とも言えない桃のようなフルーティーな香り。梅も桃の仲間なんだとわかります。

今は放置されている梅林も多く、所有者に言えば収穫させてくれるところもあります。大量の梅を確保できることが決まったら、作り方をネットで調べてやってみましょう。

241

自然酒を飲む

酒蔵で特別に作られている、日本酒本来の発酵を止めない製法の「生きたお酒」を飲んでみましょう。中には「発泡」しているものもあります。

こうしたお酒は、最近流行りの「クリアな味」とは真逆で、雑味いっぱいの複雑な味がするものも多く、飲み慣れてくると美味しく感じられるのが不思議です。ワインでもビオワインなど、自然派のワインがあります。いつも飲んでいるお酒からプチリトして、お酒本来の味を楽しんでみましょう。

住

242 花のある暮らしを

花は身近な自然のひとつ。一輪でも活けてあると、やはり心が和み癒されます。花屋さんに売られている多くの花は野生種ではありませんが、それでも自然の一部であることには変わりありません。あなたの家族、大切な人、そして、何より大切な「ご自身」へのプレゼントとして、会社帰りに立ち寄れるお店を見つけておきましょう。

243 観葉植物を置く

身近な自然として手軽なのが、観葉植物を置く方法です。庭がなくても、手軽に緑を楽しめます。慣れていない人は、手入れがラクなものを一鉢から試してみるとよいでしょう。眺めることでリラックスできるだけでなく、空気をきれいにする効果も期待できます。サボテンやエアープランツという手もあります。最近は、フェイクグリーンも人気ですが、できれば、植物が育っていく喜びを味わってみてください。

244 ベランダガーデニング

土と鉢やコンテナさえあれば、植物は育ちます。見た目を楽しむ花でもよいですし、収穫して味わう野菜でもよいでしょう。いずれも、いつどんなものが旬なのか、一番よくわかるのは「自分で育ててみる」ことです。いつもは「買う」ところから始めていたものを、育ててみることで愛着が湧き、愛でたり食べたりすることで、自然とのつながりをダイレクトに感じることができます。

245

ハーブを楽しむ

ベランダ、さらには室内でも容器さえあれば、さまざまなハーブを楽しむことができます。そのままハーブティーにして飲んだり、料理の香りづけに使ったりなど、自然を日常にちょっと加えるだけで、暮らしに彩りが加わります。

自分で育てたものを生活のさまざまな場面に取り入れることで、私たちの暮らしを自然に近づけ、心も体も健康的にしてくれます。

246

ベランピング

ベランダにテーブルと椅子を出してお茶や

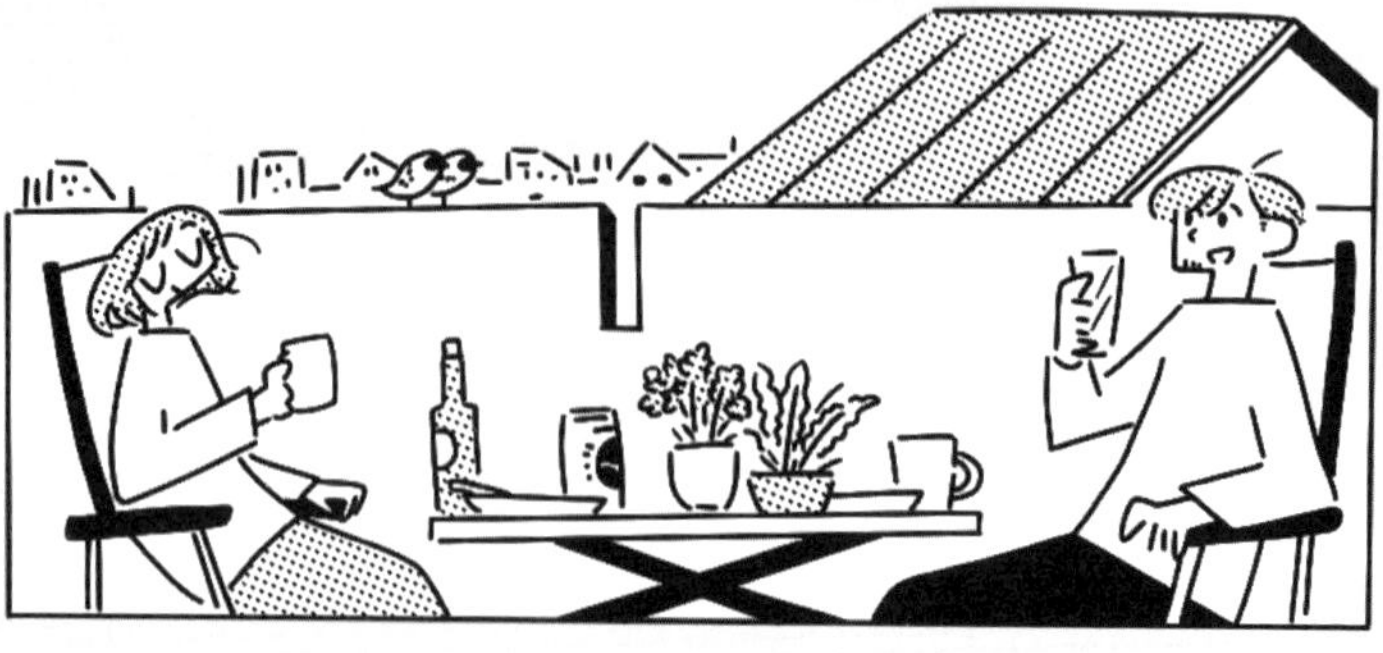

食事を楽しんでみましょう。いわゆるベランピングです。サイズがぴったりならテントを置いてもよいですね。くれぐれも安全面には十分に気をつけてください。

裸足で出入りできるように人工芝やすのこを敷いたり、アウトドア用の蚊帳で虫除けをしたり、食事は部屋でして飲み物はベランダでもよいでしょう。アウトドア店やホームセンターに足を運び、最新の情報をキャッチして楽しんでみてください。

家事

247 掃除でマインドフル

禅の世界では「作務」と呼ばれ、掃除は修行の一環としてとても大事にされています。動くマインドフルネスとでも言いましょうか、掃除は無心になれる作業のひとつです。掃除機で床のゴミを吸ったら、拭き掃除をしてみましょう。テーブルの上、窓などをピカピカに磨いていけば、自分の心も塵が取れてクリアな気持ちになってきます。

248

まずは捨てることから

これは「超重要」と位置づけたいところです。リトリートの旅でどんなにクリアな自分になっても、家も職場も散らかっていたら、元の木阿弥です。まずは片づけや整理整頓、というより「捨てる」ことから始めましょう。机の上が散らかっている人は頭の中も散らかっています。つまりは身の回りの状況と頭の中の状況はイコールなのです。

捨てるのが苦手な人は「収納術」のような本を買ってきて物を詰め込もうとしてしまいますが、それではきりがありません。まずは量減らしから始めて、身の回りをデトックスしていきましょう。どんどん捨てていくうちに、本当に残しておくべき物、自分にとって本当に必要な物が見えてきます。

249

「名もなき家事」を今すぐ

私たちの暮らしは、「名もなき家事」に満ちあふれています。あれをやらないとなぁ、と思っている「あれ」に、思いついた瞬間に取りかかりましょう。後回しにすればするほど「あれ」が心に占める割合が大きくなってきます。消耗品の交換、購入などがその最たる例でしょう。アマゾンなどで購入している方は、定期購入にしてしまって楽をする手もあります。

250 ゴミの分別や減らす工夫

せっかく自然とつながるプチリトリートを行なっているなら、ゴミの分別や減らす工夫もしていきましょう。ゴミの分別は各自治体のルールによりますが、少しでも減らせるよう、不要なモノはリサイクルに出して他の必要な人に回すのも手です。

家庭菜園やガーデニングをしている方は、野菜くずなどから堆肥を作るコンポストなどにもチャレンジしてみましょう。キットがホームセンターなどで簡単に手に入ります。生ゴミ処理機など、自治体から補助が出る機器もあります。

休日にととのう

家の近所

251 近くの公園でプチリト

休日、遠くの山に行かなくても、近所の公園でプチリトを楽しむこともできます。朝に行くと、地元のおじいちゃん、おばあちゃんが「ええ!? こんな早くから?」と思う時間に散歩しているのをご存じですか? 夜に「ポケモンのレアキャラ」を探してウロウロしている人を見かけたことがあるでしょうか? 秋の虫、コオロギやスズムシなどが鳴き始めるタイミングを知っていますか? 芝生に出てくる謎の白いキノコの正体は何でしょう?

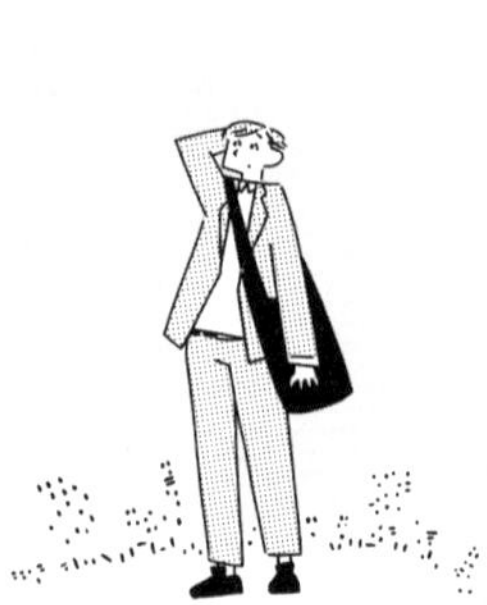

近くの公園でのプチリトに天井なし。時間帯によっての変化、季節によっての変化、そして、自分の自然への関わりの変化、多くの気づきが得られる機会です。

252 チェアリングでのんびり

必要なのはアウトドア用の椅子のみ。河川敷や公園などお気に入りの場所で、一人静かに椅子に座ります。もちろん家族や仲間と複数でもOK。飲み物や軽食などを準備してもいいと思います。ぼーっと景色を眺めて過ごしてみましょう。

仕事で嫌なことがあったとき、毎日の会社と自宅との往復にマンネリを感じたとき、新しい企画で煮詰まったとき、そして、人間関係に疲れたとき。さまざまなモヤモヤがスーッとやわらいでいく時間を設けてみましょう。

253 リラックスしている人や動物を眺める

YouTubeなどでトゲトゲした攻撃性の強い人の主張を眺めていると、いつしかこちらもトゲトゲしてきます。攻撃的な人を見れば、こちらも攻撃的になるし、穏やかな人を見れば、こちらも穏やかな気持ちになるのものです。

夕方の公園、朝の河川敷などを見渡してみると、犬の散歩などをしながら激怒している人は見かけません。みんなリラックスして穏やかな様子です。そんな「穏やかなヒト」を眺めながら、こちらも「穏やかなヒト」になる。心穏やかになれる時間を過ごしましょう。

254 近所の水辺で涼しく

「水」は私たちヒトにとって、もっとも身近な自然のひとつです。夏場は近所の公園の噴水やプール周りで、涼を取ってみましょう。流しそうめんを食べたり、流水を使った料理を楽しんでみるのもよいですね。そうして季節に合った楽しみを見つけていくのもプチリトの秘訣です。

255 ぶらぶらウォーキング

「痩せるため」とか「運動のため」のウォーキングもいいですが、休日を利用して「リトリートのため」に散歩してみてはいかがですか？　目的地も決めず、目標の距離も決めず、目標のスピードも決めず、ただリフレッシュで歩く。歩数計も、心拍数を測るスマートウォッチも必要ありません。

意識を日常に戻す「数字」は、脇に置いておいて、ただ、好奇心だけを持って歩いてみてください。今までは気づかなかった季節の変化、地元の史跡、ふらりと立ち寄りたくなったお店、ふと頭に浮かんだアイデア、さまざまなことが泉のようにあなた自身から湧き出てくるでしょう。

256 住宅街で庭を鑑賞する

外を歩いているときは、いろんな家の庭を見てみましょう。中にはバラのフェンスを作ったり、珍しい庭木や草花を植えたり、見てもらえるように工夫している庭も多くあります。そんな庭の持ち主には気軽に話しかけてみましょう。私はバラが素敵ですね、とお声がけしたら大変喜ばれて何本かもらって帰ってきたことがあります。

257 天然のビオトープを見つける

ビオトープとは自然の生き物たちが暮らせる空間のこと。庭や水鉢などに人工的に作ることもできますが、そんなふうに整備された場所ばかりがビオトープではありません。住宅街のはずれの池や、用水路の水たまり場などが、思わぬ生物の楽園になっている場合があります。アメンボ、タニシ、ザリガニ、カワニナ、イモリなど、どんな生き物がいるか観察してみましょう。多くの発見があるはずです。

258 地元の年中行事に参加する

あなたの住む地元でも、公民館や近くのコミュニティ・センターでは年間を通して餅つきや、七夕祭り、お盆の行事や、節分の豆まきなど、希望すれば参加できる年中行事があるはずです。年中行事は、人の暮らしがまだ自然に近かった頃の行事で、自然とつながる要素が満載です。どんど焼き（左義長）などは現代のキャンプファイヤーのよう。ぜひ興味を持って参加してみてください。

店・レストラン

259 お気に入りのスイーツを探しに

なぜスイーツがリトリートになるのか？　それは出不精な人でも「転地」ができるからです。甘党ならスイーツを探してリトリートに出かけましょう。

「リトリート＝転地療法＝遠くに行かないといけない」、そんな固定観念は要りません。必要なのはアクティブレスト（積極的休養）の考え方です。家でゴロゴロしているだけでは疲れはとれません。まずは、ありえないくらいハードルを下げて、目的を持って外出（転地）するところから始めてみましょう。

260 リトリートを楽しむためのツール

基本、リトリートは身ひとつで行なえますが、自然とつながる、さまざまな「ツール」

を使用することで、アクティビティの幅はさらに広がります。ヨガマット、折り畳みのチェア、ルーペ、双眼鏡、ランタンなど、アウトドアショップに足を運び、いろいろ調べてみましょう。自然とつながるための、さまざまなアウトドアグッズが世の中にはあります。デザインも良く、カラフルで見ているだけでも楽しいですよ。

261 自然食について知る

最近ではさまざまな自然食レストランやオーガニックレストランが存在します。マクロビオティックは一物全体《いちぶつぜんたい》という思想があり、食材の皮から根まで無駄なく食べるコツを学ぶことができます。ビーガン料理を提供しているレストラン、薬膳料理など漢方で用いられる植物やスパイスをふんだんに使っているレストランもあります。自分の好みのタイプを調べて、さまざまな自然食を体験してみましょう。

262 食品ロスを減らす

あなたの手元にある食材は、多くの作る人の手や輸送エネルギーを使って、運ばれてきたものです。せっかく入手したのですから、買う量や保存方法などを工夫して、無駄なく使い切るようにしたいものです。

レストランなどでも量を確認して最初から少なめにしてもらう、もし食べきれないほどの量が出てきたら、手をつける前に、一緒にいる友人や知人に分けるなどしてみてはどうでしょうか？　私は一人でも、想定外の量が出てきたら、「まだ手をつけていないので、ごはんを半分戻してください」など、「食べきれる量」に調整してもらうこともあります。

学びや体験

263 ワークショップに参加する

休日に、アロマ作りや、料理体験教室など、自然生活を楽しむためのワークショップに参加してみましょう。遠く離れた野山に出かけられなくても、いつもの生活圏で自然を堪能する方法はたくさんあります。

ワークショップに行けば、自分では揃えるのが大変な自然素材も、あらかじめ準備されています。見た目だけでなく、香りや手触りなど、手を動かしながら感じられる、心地良い「自然」を楽しみましょう。

264 アートやクラフトを体験する

没頭して他のことを何も考えない時間を作る。リトリートには「隠れ家」という意味もあり、煩わしい日常から離れて自分だけの世界に入り込んでみるのもおすすめです。木彫りや木工、染織体験など、クラフト系のワークショップやイベント、またはアートイベントなどに参加してみるとよいでしょう。

日常の何もかもを忘れて、集中して楽しむ。マインドフルで満たされた時間を作る。旅で遠くに行くのは苦手で、どこかにじっと籠って何かに没頭しているほうが好き。そんな方はクラフトやアート体験で、自分の中にリトリートする時間を設けてみてください。

265

ヨガイベントに参加する

私が一番実践しているのが、このヨガイベントに参加するプチリトです。シフトワーカーの私は、日帰りでも参加できるヨガリトリートが大好きです。ヨガには「つながり」という意味があり、もともとは心と体をつなぐ目的で使われていましたが、こうして自然とつながったり、ヒト同士がつながって「ヨガ友」になったり、人生の輪が自然と共に広がっていくのはとても楽しいです。

266

カフェで動物と触れ合う

住んでいる部屋が、動物が飼えない規約になっている方も多いと思います。そんなときは、猫カフェや、フクロウカフェなどに出かけて触れ合ってみましょう。人間同士と違って言葉を介さないぶん、生き物同士として、対等なコミュニケーションが楽しめます。

動物には損得勘定がなく、無条件で人を癒してくれます。猫をなでなでして、フクロウと見つめ合い、しばし、ご自身もありのままの姿「ヒト」に戻って楽しみましょう。

267

泳いでみよう

「私は泳げないから」と言わず、ボディワークの一環で水泳も習ってみてはいかがでしょう？　水の中はスマホもできない情報から隔離された空間。スマホ依存の気がある方が、思い切って水中にリトリートするのも妙案です。水に体がふわっと浮く感覚はよい気分転換にもなります。

また、自然の中で生き抜くスキルとして「泳げる」というのは、とても大事な強みです。いざというときのサバイバル力を高めるためにも、今からでも遅くありません。泳げない方は「スイミングスクール」に入会して、水中に新しい世界を求めてチャレンジしてみましょう。

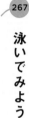

268

博物館などの施設で学ぶ

自然を楽しむために、博物館などで知識を深めるのもおすすめです。たとえば、プラネタリウム自体は自然ではありませんが、詳しく四季の星座を解説してくれます。自分で星を見に行ったとき、また見上げたときに、一等星の場所なども含めて知ることができます。その他、科学館や水族館、動物園などに出かけて、気分転換を兼ねて自然への学びを深めてみましょう。

短時間で遠くに

269 サイクリング・リトリート

散歩以外に、身近な人力での転地方法は「サイクリング」です。風とひとつになった気持ち良さは最高です。河川敷などは、サイクリングコースとレンタサイクルが同時に整備されているケースも多く、気軽に楽しめます。気に入ったら、自分でサイクリング車を買って楽しむのもおすすめです。

270

ドライブ・リトリート

車で転地療法。ドライブは「今いる地点から離れる」実感がとてもあります。また、山沿いを走る、海沿いを走る、窓を開けて走るなど、走るシチュエーション次第では、最高の気分転換になるでしょう。目的地は「深呼吸したい場所」。細かく決めずに、海や川、森や湖に向かってエンジンON、心はOFFにして走り出しましょう。車通勤の方は帰り道にプチリトリートです！

いかがでしたか？

忙しくて、仕事や家庭からなかなか離れられなくても、ちょっとした工夫で、心の距離を取って、リフレッシュすることもできそうですね。

仕事の行き帰りや休憩時間に、夜や休日の自宅で、自分が心地良いと思うことをどんどん見つけていきましょう。

おわりに

最後までお読みいただきありがとうございます。

星空を眺めているとき、たまに不思議に思うことがあります。お互いに星座として線で結ばれている星同士は、実際には関連性のない星々で、「赤の他人同士」だったりします。オリオン座の三ツ星でさえ、お互いに奥行きが数百光年も離れています。それらをつなぎあわせ、星座を作り、はるか昔の「ヒト」は星空の神話を生み出しました。

本書で紹介したアクティブレストやプチ・リトリートの方法は、星のように一つひとつは「点」に過ぎません。しかし、一つひとつできるものから実践していくうちに、点と点がつながり、リトリートの意味を持ち始めます。星座に素敵な神話の数々が生まれたように、あなたの人生でも一つひとつの体験がつながり、星座のようにオリジナルの素敵なストーリーが生まれてくるでしょう。そうなることを、心より願っています。

本書の大きな特徴として、「○分の○○で睡眠○時間分の疲労回復効果が!!」といった書き方をしなかったことがあげられます。これらもエビデンス（科学的根拠）が出ている以上、きっと研究の現場ではそうだったのでしょう。しかし自然の中に解き放たれた自由な「ヒト」のすべてまで調査をするのは難しい。特に数値化しにくい心の疲労まではなかなか定量的に語れないものです。ならば点と点をつなげて線にしていく「ヒト」の視点で、あなた自身の人生を描いていける方法を紹介しました。

最後に、本書を世に送り出してくれた出版プロデューサーのおかのきんやさん、現在の勤務先の亀山温泉ホテルの鴇《とき》田《た》英将《ひでまさ》社長とスタッフの皆さん、最後の最後まで本の構成からカバーデザインに至るまで見てくれた、すばる舎の原田知都子さん、そしてリトリートの現場に日々お越しくださるゲストの皆さまに感謝いたします。

豊島大輝

豊島《とよしま》 大輝《たいき》

ネイチャーセラピスト。ホリスティックサポート代表。1975年大阪府生まれ。千葉県の「亀山温泉リトリート」など、リトリート施設のプロデュース・運営を行なう。

アウトドアを趣味とする一家に生まれ、幼少の頃より自然に親しむ。父が転勤により休みがなくなり、脳梗塞を発症したことにより家庭環境が一変。体調を崩した父やその介護疲れで後に精神を病んだ母を看る毎日になる。人は自然から離れると病気になると子供心に感じ、同じような境遇の人の支えになりたいとウェルネス業界のキャリアを志す。

健康運動指導士やセラピー関連の資格を複数取得、転地による癒しを目的としたタラソテラピーセンター「テルムマラン・パシフィーク」の運動療法セラピストとなる。その後、自然学校の立ち上げ、県立公園所長を経て、亀山温泉ホテルに入社。奥房総の案内人となり、新ブランドとして「亀山温泉リトリート」をオープン。個人、家族でのリトリート、企業のビジネスリトリートなど、多様なリトリートの現場に立ち会い、日々多くのゲストと関わっている。業界では「リトリートの達人」と呼ばれており、公立中学校での出前授業、各種学校での講師のほか、リトリート施設の開業や体験型の企業研修についての相談も多く寄せられている。今回が初めての著書となる。

しつこい疲れがみるみるとれる!

リトリート休養術

2024年12月19日　第1刷発行

著者　豊島 大輝
イラスト　とみながしんぺい
ブックデザイン　マツヤマ チヒロ(AKICHI)
企画協力　おかのきんや(企画のたまご屋さん)
発行者　徳留 慶太郎
発行所　株式会社すばる舎
東京都豊島区東池袋3-9-7 東池袋織本ビル　〒170-0013
TEL 03-3981-8651(代表)　03-3981-0767(営業部)
FAX 03-3981-8638
https://www.subarusya.jp/
印刷　ベクトル印刷株式会社

落丁・乱丁本はお取り替えいたします

ISBN978-4-7991-1286-1